总主编◎楼宇烈

中华优秀传统文化经典丛书

千金方·千金翼方

一

〔唐〕孙思邈 著

曹洪欣 武国忠 主编

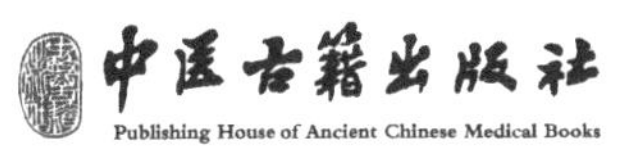
中医古籍出版社

Publishing House of Ancient Chinese Medical Books

图书在版编目（CIP）数据

千金方； 千金翼方：全七册 /（唐）孙思邈原著；曹洪欣，武国忠主编 . -- 北京：中医古籍出版社，2022.10

（中华优秀传统文化经典丛书 / 楼宇烈总主编）

ISBN 978-7-5152-2447-3

Ⅰ．①千… Ⅱ．①孙… ②曹… ③武… Ⅲ．①《千金方》 Ⅳ．① R289.342

中国版本图书馆 CIP 数据核字（2022）第 016854 号

千金方·千金翼方（全七册）

原　　著：〔唐〕孙思邈
主　　编：曹洪欣 武国忠

责任编辑：王益军
策　　划：善品堂藏书
出版发行：中医古籍出版社
社　　址：北京市东城区东直门内南小街 16 号（100700）

开　　本：889mm × 1194mm　1/32
印　　张：69.75
字　　数：1360 千字
版　　次：2022 年 10 月第 1 版　　2022 年 10 月第 1 次印刷
书　　号：978-7-5152-2447-3
定　　价：660.00 元

出版缘起

文化是一个国家、一个民族的灵魂。泱泱华夏，五千年文明历史所孕育的中华优秀传统文化，是中华民族生生不息、发展壮大的丰厚土壤，使我们在世界文化激荡中根深蒂固。

十八大以来，党中央高度重视中华优秀传统文化的传承与发展。2013年11月，习近平总书记在山东曲阜的孔府和孔子研究院考察时明确指出："要大力弘扬中国传统文化。"2017年1月，中共中央办公厅、国务院办公厅印发《关于实施中华优秀传统文化传承发展工程的意见》，系统部署传承发展中华优秀传统文化的战略任务，把传承中华优秀传统文化提升到新的历史高度。2022 年 4 月，中共中央办公厅、国务院办公厅又印发《关于推进新时代古籍工作的意见》，明确指出，要完善古籍工作体系、提升古籍工作质量，“挖掘古籍的时代价值”“促进古籍的有效利用”“做好古籍普及传播”。

中华传统文化是中华民族的“根”与“魂”。文化兴则国家兴，文化强则民族强。没有高度的文化自信，没有文化的繁荣兴盛，就没有中华民族的伟大复兴。党的十九届六中全会强调，要“推动中华优秀传统文化创造性转化、创新性发展”。为适应全民阅读、共读经典的时代需求，我们结合新的时代条件，组织出版这套“中华优秀传统文化经典丛书”，展示古籍研究领域的成果，推广、普及中华优秀传统文化经典，传承、弘扬中华优秀传统文化，提振当代中国人的文化自信。

激活经典，熔古铸今。这套丛书精选中华优秀传统文化经典，既选取广为人知的历史沉淀下来的传世经典，也增选极具价值但多部大型丛书未曾选入的珍稀出土文献（如诸多竹简、帛书典籍），充分展示中华传统文化的历史脉络与宏富多元。丛书由众多学识渊博的专家学者担任编委，遴选各领域杰出研究者与传承人担任译注作者，切实保证丛书的品质。

丛书定位为中华优秀传统文化经典普及读物，力求能让广大读者亲近经典、阅读经典，充分领略和感受中华优秀传统文化的魅力，并从中获益。为此，解读者（或译注者）以当代价值需求为切入点解读古代典籍，全方位解决古文存在的难读难解、难以亲近的问题，让中华优秀传统文化贴近现实生活，走进人们的心中，最大限度地发挥以文化人的作用。

“问渠哪得清如许？为有源头活水来。”博大精深的中华文化源远流长，五千年文脉绵延不绝，中华优秀传统文化经典是中华儿女奋发图强、继往开来、实现民族伟大复兴的强大精神来源。古人云：“洒扫应对，莫非学问。”千经万论，如果不能够应用落实到实践中，就只是纸上谈兵。读者诸君若能常读经典、读好经典，真正把传统文化的精义、真髓切实融入生活和工作，那各位的知与行也一定能让生活充满希望，让工作点亮未来，让国家昌盛，让世界更美好！

丛书编委会

2022 年 5 月 8 日

“中医四大典籍丛书”编委会

主编简介

曹洪欣　医学博士，教授，博士生导师，国家中医药管理局科技司司长，中国中医科学院前院长、首席研究员，全国政协委员。国务院学位委员会中医学学科评议组召集人、国家非物质文化遗产（中医生命认知方法）代表性传承人，国家有突出贡献中青年专家，享受国务院政府特殊津贴。兼任中国中医药信息研究会副会长、国家药典委员会执行委员，《国际中医中药杂志》主编、《中华医学百科全书》中医药类总主编等，发表论文350余篇，出版著作30余部。

武国忠　著名中医师，现任北京理工大学生命学院传统医药研究中心主任。师从当代道教学者、著名中医、针灸大师胡海牙，是胡海牙先生的入室弟子；又从师于意拳大师王玉芳、朱垚亭两位先生精研意拳养生，得意拳站桩真传，并被王玉芳先生收为义子。结合自己多年临床实践经验，融道家养生、丹道养生与武术养生等中国传统养生学精髓于一炉，构建了一套全新的适合现代人体质特点的先天医学体系，得到了医学界和患者的高度认可。出版有《黄帝内经使用手册》《一通百通治百病》《活到天年》《身体自有大药》《养生太极桩》《伤寒集注》《本经疏证》《道家养生》等著作。

序：元典置案　创新不遥

许嘉璐

（第九届、十届全国人大常委会副委员长、中国文化院院长）

曹洪欣、武国忠两位教授组织中医药专家整理出版这套“中医四大典籍”，在我看来这是近年中医学界出版工作中值得特别关注的一件事。虽然三十年来中医药典籍出版成果丰硕，但是，把《黄帝内经》和张仲景、孙思邈、李时珍的著作集中整理合刊，还是首次；这四部著作都是中医药经典中之伟大典籍，如果着眼于中国医学从远古走来的路径，可以说，这四部书正是中国医学发展的四个“节点”“驿站”，标志着中国医学在不断前进时所展现的、可以给当今重要启发的内在逻辑性。

从出土文物推测，中国医学至迟在新石器时代已经有了相当水平，只是“文献不足征”，后人难以描述得系统具体而已。可以说，《黄帝内经》基本是战国（公元前475—公元前221年）之前我国医学理论和经验的总结，也是两千多年来中国医学理论的基石，它从侧面反映出，在此之前中国的“巫”与“医”已经有过很长时间的摸索和探讨，包括“神农尝百草”的传说，也应作如是观。关于对人体和疾病探索的文字记录，可能我们略后于古印度，但是《黄帝内经》如此系统、全面，其所揭示的原理历经二十多个世纪的实践依然具有强大的生命力，则是人类历史上所仅见的现象；这也证明，它是经过了在其出现之前不知道多少世纪的磨炼而获得的经验结晶。

如果我们以《黄帝内经》为观察的起点，那么，张仲景的历史性贡献就是在全面体现《黄帝内经》哲理的基础上，确立了中国医学辨证论治的总方向——或者说是总品格——树立了临床实践的光辉楷模。如果说，从《黄帝内经》到《伤寒论》与《金匮要略》是中国医学从总体理论框架充实、延展到了对万千医生面对层出不穷的病证施治的指导，那么孙思邈作为其中的“圣者”，则给人们提供了数以千计的诊治种种病证的验方。中医一直秉持着自己特有的整体、系统、关联、和谐、有机、注重个性的理念，而《千金方》则是这一理念的实践总结；一千多年来，无数临床医生又继续在施治中不断丰富之、发展之。到此时，可以说，中国医学“宝库”中唯一亟须补足的，就是具有权威性的中国医学药典了。这样，在孙思邈之后约一千年，出现了同样伟大的李时珍。他参考了前人与时贤上千种论著，足迹遍及盛产药材之地，拜农、工百姓为师，历时近三十载，写出了集中国药学之大成的《本草纲目》。李时珍的出现，完成了中国医学完美体系的构建。这一体系对于历尽沧桑、经受过无数次天灾时疫之苦的中华民族，其功巨矣，伟哉！中国的医药学理论和医术对“汉字文化圈”诸国和中东地区各民族都做了不小的贡献，可惜这方面的研究还很不充分。

21世纪，人类已经悄然进入一个很少在大众媒体上得到分析、宣传的“转型”期：人文、社会、哲学在发生着巨大而深刻的转向。其表象就是承认世界文化的多样性、开展不同文化之间对话、各种宗教和信仰回顾自己的“元典”。这三者是紧密相关、彼此促进的。之所以要回顾元典，是因为它们是古代哲人排除了客观对自己的干扰，对宇宙、人类、社会细密观察、冷静思考的结果，是若干代人智慧的总结。哲学家们称世界产生众多“元典”的那段时间为“轴心时代”。从那时到现在，虽然过去了二十多个世纪，“元典”所提出的问题和所揭示的道理，仍然是后世所有思想家的圭臬。至今，人类所思考和争论的焦点、范围，所提出的见解，始终没有超越柏拉图、释迦牟尼、孔子和老子。两千多年来人们所做的，不过是在有些方面对“元典”进行细化、深化而已。我想，在“轴心时代”那些伟大先行者的名单里，理应有《黄帝内经》的作者们。

无疑地，现在各种医学的医治效果和水平远远高于两千年前。但是，君不见这一成就主要是仰仗着人类生活条件的改善、医疗设备的精巧细密和药品的“多样化”（主要是化学和生物制品）而获得的吗？而对人与自然（包括诊治与环境）、人之身与心、未病与欲病等根本性问题的理论，不是并没有突破“轴心时代”巨人们的领悟吗？和人文社会领域一样，世界的未来有待于“新轴心时代”的光临吗？中国医学在看到建立在二元对立、机械论、精细化、标准化基础上的西方医学，在为人类做出巨大贡献后，正在渐渐走向“死胡同”之时，在看到人类所造成的对自身的威胁迅速加剧之时，是不是更应该重温《黄帝内经》的哲理和医理，并由此出发，顺着它之后那三个“节点”一路思考下去，结合着二百多年来西方科学的成就，力求中国医学的理论和实践上升到空前的高度，为人类的生命和健康做出超越“黄帝”、张仲景、孙思邈、李时珍等祖先的贡献呢？老老实实、踏踏实实地继承，是创新永不可少的起点。回顾“元典”，则超越先哲、奔向中国医学进步的下一个“驿站”，理应不远矣。

写到此处，忽然想到，我也和大家一样，不断说着、写着“中国医学”或“中医”这样的名词；细思之，我们这里所说的“医学”或“医”，和在谈到“西方医学”或“西医”时的所指，其实存在着不小的差异。西医，自文艺复兴时期起，逐渐从教会和修道院里分离出来，成为独立的学科。而中医，则自始至今展现着超强的综合力，它不仅包含着诸如植物、动物、矿物、化学、天文、地理这些“自然科学”学科，而且和人文社会学科的多项内容几乎融为一体。“医者，仁术也”这句人所共知的话，不但是说医者以仁爱为旨，与被医者本为一体，而且也反映了“医”与道德伦理之不可分割。在欧洲（或西方）中心论仍然处于世界主导性思维的今天，难免有些外人与国人以西方医学的标尺来衡量中国医学。如果有人声称中国医学“不科学”、是“伪科学”，还都还是小事，造成中西医间的隔阂与对立，给二者的进步与结合造成障碍，才是更应该引起注意的。这个问题如何解决？作为医之外行的我实在难以置喙，只好翘首有待于中医之大家。

丙申清明后二日

值 2016 年 4 月 6 日

谨序于日读一卷书屋

“中医四大典籍”出版前言

中华文明源远流长，博大精深，中医是其中不可或缺的重要组成部分。华夏典籍浩如烟海，中医古籍汗牛充栋，《黄帝内经》《仲景全书》《药王全书》《本草纲目》堪称中医学四大典籍，是中医学术发展史上具有里程碑意义的集大成之作。线装书局联合善品堂藏书积极推进，组织有关专家整理出版中医四大典籍，对传播中医药知识、服务民众健康、促进中医药发展具有积极意义。特别是我国著名中医药专家屠呦呦研究员因青蒿素发现获得2015年诺贝尔生理学或医学奖，引发国内外学者和大众对于中医药的巨大热情和坚定信心，但同时也对中医药典籍的抢救、整理、发掘提出更高要求。

《黄帝内经》托名黄帝所作，是现存最早的中医理论专著，是战国以前医学的集大成之作。此书包括《素问》和《灵枢》两部分，总结上古以来的医疗经验和学术理论，结合当时哲学和自然科学的成就，对人体的解剖、生理、病因病机以及疾病诊断与治疗、养生保健预防等，进行全面阐述和系统的理论概括，是中医理论奠基之作。对后世医学影响深远，传播到周边国家和地区，堪称“中医学之祖”。

《仲景全书》，即《伤寒杂病论》，为世称“医圣”的东汉名医张仲景所撰，是中医临床经典著作。该书编成后不久亡失，经晋代王叔和辑佚为《伤寒论》与《金匮要略》二书，北宋“校正医书局”校刊，历代刻印数十次而流传至今。《伤寒论》是《伤寒杂病论》中有关外感伤寒病证的部分，《金匮要略》是《伤寒杂病论》中有关内伤杂病的部分。这部著作创中医防病治病辨证论治之先河，历史上诸多学者对其理论方药进行探索，留下了逾千种专著、专论，形成中医学术史上甚为辉煌独特的伤寒学派。此书不仅为历代中医奉为临床实践的“圭臬”，而且在日本、朝鲜等国很早以前便尊之为“圣医宝典”。

《药王全书》包括《备急千金要方》和《千金翼方》两部分，为世称“药王”的唐代名医孙思邈所撰。《备急千金要方》被誉为中国最早的临床百科全书，简称为《千金方》。该书撰成后在国内外影响极广，中、日翻刻影印者达三十余次，又有刻石本、节选本、改编本、《道藏》本等刻印者数十种。1974 年日本成立千金要方研究所，重新精印南宋本《备急千金要方》，誉为“人类之至宝”，更为日、美、德以及东南亚各国学者和理论研究者所关注。《备急千金要方》成书后，孙氏感其内容尚有不足，而续编《千金翼方》。《千金要方》记有方剂四千五百余首，《千金翼方》记有方剂两千余首，临床各科病证都选列若干医方，供作临床治疗处方时参考。

《本草纲目》是明代著名医药学家李时珍编撰的医药学巨著，是一部具有国际影响的博物学著作。问世以来，先后刊刻三十余次，版本众多，流传甚广，受到历代医家推崇和喜爱。传遍五大洲，传到日本与欧美多国，先后被译成日、法、德、英、拉丁、俄、朝鲜等 10 余种文字在国外出版，被誉为“东方医药巨典”。

作为中医学术的重要组成部分，中医四大典籍对人类文明的影响，远远超出中医领域。如《黄帝内经》还是一部伟大的中国传统文化奇书，博大精深，不仅涉及古代朴素的唯物论、辩证法、阴阳五行学说、藏象学说、解剖学、诊断学、病因学、病理学、针灸学、养生学等方面内容，而且涵盖天文、地理、哲学、人类学、社会学、军事学、数学、生态学等领域当时先进的科学成就。《本草纲目》，不仅为中国中医药学发展做出重要贡献，而且对世界自然科学发展也起到巨大的推动作用，在植物学、动物学、矿物学、化学等方面产生深远影响。英国著名生物学家达尔文称之为“中国古代的百科全书”。英国近代生物化学家和科学技术史专家李约瑟认为，“明代最伟大的科学成就之一，是李时珍那部在本草书中登峰造极的著作《本草纲目》”。“中国博物学家中‘无冕之王’李时珍写的《本草纲目》，至今这部伟大著作仍然是研究中国文化史的化学史和其他各门科学史的一个取之不尽的知识源泉”。2011 年《黄帝内经》《本草纲目》入选《世界记忆名录》。

中医四大典籍，突出版本甄选、古本辑复、文字校正、经典解读等方面整理研究，力图在中医古籍原貌恢复、中医经典传世保存和中医文化普及方面有所创新、有所贡献。

古人云“不为良相，便为良医”。良医悬壶济世，救苦拔难，依靠的是仁心仁术。仁心来源于天地正气，仁术则源自薪火相继的中华智慧。这些智慧的传承发展，凝聚成中医四大典籍这样的医学人文瑰宝。正如习近平主席指出：中医药学是中国古代科学的瑰宝，也是打开中华文明宝库的钥匙。诸君若有心悬壶，请用功于这些经典著作，形成中医理论思维，提高防病治病能力。同时，也可由此门径，探寻中华优秀文化的深厚渊源，为健康中国建设、实现中国梦贡献力量。

第九届、十届全国人大常委会副委员长、中国文化院院长许嘉璐先生百忙中为“四大典籍”作序，我们深表谢意！同时向为此书出版做出贡献的各位朋友致以崇高的敬意！

曹洪欣　武国忠

2016年5月

前　言

孙思邈（581—682年），唐代医学家和药物学家，被后世尊称为“药王”。他学习经史百家著作，由于多病，尤志于医术，并把“济世活人”作为终生追求。成为一名医生后，他医术高超，医德高尚，极为重视养生，并获得很高的声望。为了解中草药特性，他走遍了深山老林，同时也十分重视民间的医疗经验，不断走访、积累。在数十年的医学实践中，孙思邈认为古代医方不仅散乱浩繁，并且还十分难以检索。因此，他博取群经，勤求古训，结合自己的临床经验，最终编著了两部不朽之作——《备急千金要方》和《千金翼方》，一般合称《药王全书》，这两部书充分反映了唐初医学的高度发展水平。

《备急千金要方》，约成书于永徽三年（652年），简称《千金要方》或《千金方》，总结了唐代以前的医学成就，被誉为中国最早的临床医学百科全书。全书共30卷，收录中药方剂4500余首。首篇所列的《大医习业》《大医精诚》，强调作为一个医生除具有精湛的医学修养外，还必须有不求名利、不辞辛劳为病人服务的高尚医德。书中对妇科、儿科专卷的论述，奠定了宋代妇科、儿科独立分科的基础。以脏腑寒热虚实为纲的内科疾病治疗之方，与现代医学按系统分类有相似之处。针灸腧穴主治的论述，不仅为针灸治疗提供了准绳，而且以论带方，中肯恰当，为后世所推崇。此外，书中所详述的救急、食疗、养生、气功、按摩等内容，尤为他书所不及。总而言之，《千金方》所载的医论、医方系统地总结了自《黄帝内经》以后至唐初的医学成就，是一部科学价值较高的中医临床著作。

《千金翼方》，约成书于永淳二年（682 年），是孙思邈集晚年近 30 年的宝贵经验，为补《千金方》之不足所作，故名“翼方”。全书也分为三十卷，内容包括本草、妇人、伤寒、小儿、养性、补益、中风、杂病、疮痈、色脉、针灸等，凡 189 门，合方、论、法 2000 余首。书中对仲景学说有所发挥，颇受后世伤寒学家的重视；收载药物 800 余种，且详细记述了 200 余种药物的采集、炮制等工作内容。《千金翼方》取材广博，内容丰富，是中医研究和临证的主要参考书籍之一。

魏晋以后，医林崇尚方书，很多著作都以“方书”著称。而《药王全书》不特以“方书”形式撰述孙思邈个人的学识，实为麋集唐以前医籍精华之类书。这部书收集了大量的医药资料，不仅是唐代以前医药成就的系统总结，也是中国现存最早的医学类书，对学习、研究中医学具有重要的参考价值。宋代郭思曾高度评价：“世皆知此书为医经之宝。”清初张璐说：“长沙为医门之圣，其立法诚为百世之师。继长沙而起者，惟孙真人《千金方》可与仲圣诸书颉颃上下也。伏读三十卷中，法良意美，圣谟洋洋，其辨治之条分缕析，制方之反激逆从，非神而明之，孰能与于斯乎。”清代医学家徐大椿认为该书“用意之奇，用药之功，亦自成一家，有不可磨灭之处”。

成书 1000 多年来，《药王全书》以其鼓荡陶镕之功，盛传于世，不仅在国内深受欢迎，同时还影响到了国外，如朝鲜、日本等。这次整理《药王全书》,《千金方》以日本嘉永二年江户医学馆影宋刻本为底本,《千金翼方》以清代翻刻元大德梅溪书院本为底本，力求保持原著原貌，同时参考各类最新校注本，注意吸收中医文史研究的新考证、新成果。然囿于学识所限，或有不当之处，愿方家不吝赐教。

编 者

2016 年 3 月

目　录

备急千金要方

卷第三　妇人方中

卷第四　妇人方下

卷第五上　少小婴孺方上

卷第五下　少小婴孺方下

卷第六上　七窍病上

卷第六下　七窍病下

卷第九　伤寒方上

卷第十　伤寒方下

卷第十一　肝脏

卷第十二　胆腑

卷第十三　心脏

卷第十四　小肠腑

卷第十五上　脾脏上

卷第十七　肺脏

卷第十八　大肠腑

卷第二十三　痔漏

卷第二十四　解毒并杂治

卷第二十五　备急

卷第二十六　食治

卷第二十七　养性

卷第二十八　平脉

卷第二十九　针灸上

卷第三十　针灸下

千金翼方

卷第一　药录纂要

卷第二　本草上

卷第三　本草中

卷第四　本草下

卷第五　妇人一

卷第六　妇人二

卷第七　妇人三

卷第八　妇人四

卷第九　伤寒上

卷第十　伤寒下

卷第十一　小儿

卷第十二　养性

卷第十三　辟谷

卷第十四　退居

卷第十五　补益

卷第十六　中风上

卷第十七　中风下

卷第十八　杂病上

卷第十九　杂病中

卷第二十　杂病下

卷第二十一　万病

卷第二十二　飞炼

卷第二十三　疮痈上

卷第二十四　疮痈下

卷第二十五　色脉

卷第二十六　针灸上

卷第二十七　针灸中

卷第二十八　针灸下

卷第二十九　禁经上

卷第三十　禁经下

备急千金要方

新校《备急千金要方》序

昔神农遍尝百药，以辨五苦六辛之味，逮伊尹而汤液之剂备，黄帝欲创九针以治三阴三阳之疾，得岐伯而砭艾之法精。虽大圣人有意于拯民之瘼，必待贤明博通之臣，或为之先，或为之后，然后圣人之所为得行于永久也。医家之务，经是二圣二贤而能事毕矣。后之留意于方术者，苟知药而不知灸，未足以尽治疗之体；知灸而不知针，未足以极表里之变。如能兼是圣贤之蕴者，其名医之良乎。有唐真人孙思邈者，乃其人也。以上智之材，抱康时之志，当太宗治平之际，思所以佐乃后庇民之事，以谓上医之道，真圣人之政，而王官之一守也。而乃祖述农黄之旨，发明岐挚之学，经掇扁鹊之难，方采仓公之禁，仲景黄素，元化绿袟，葛仙翁之必效，胡居士之经验，张苗之药对，叔和之脉法，皇甫谧之三部，陶隐居之百一，自馀郭玉范汪，僧坦阮炳，上极文字之初，下讫有隋之世，或经或方，无不采摭。集诸家之所秘要，去众说之所未至，成书一部，总三十卷，目录一通，藏腑之论，针艾之法，脉证之辨，食治之宜，始妇人而次婴孺，先脚气而后中风，伤寒痈疽，消渴水肿，七窍之疴，五石之毒，备急之方，养性之术，总篇二百三十二门，合方论五千三百首，莫不十全可验，四种兼包。厚德过于千金，遗法传于百代，使二圣二贤之美不坠于地，而世之人得以阶近而至远，上识于三皇之奥者，孙真人善述之功也。然以俗尚险怪，我道纯正，不述剖腹易心之异，世务径省，我书浩博，不可道听涂说而知。是以学寡其人，寖以纷靡；贤不继世，简编断缺。不知者以异端见黜，好之者以阙疑辍功。恭惟我朝以好生为德，以广爱为仁，乃诏儒臣，正是坠学。臣等术谢多通，职专典校，于是请内府之秘书，探道藏之别录，公私众本，搜访几遍，得以正其讹谬，补其遗佚，文之重复者削之，事之不伦者缉之，编次类聚，期月功至。纲领虽有所立，文义犹或疑阻，是用端本以正末，如《素问》《九墟》《灵枢》《甲乙》《太素》《巢源》诸家本草，前古脉书，《金匮玉函》《肘后备急》，谢世秦《删繁方》，刘涓子《鬼遗论》之类，事关所出，无不研核。尚有所阙，而又泝流以讨源，如《五鉴经》《千金翼》《崔氏纂要》《延年秘录》《正元广利》《外台秘要》《兵部手集》《梦得传信》之类，凡所派别，无不考理，互相质正，反覆稽参，然后遗文疑义，焕然悉明。书虽是旧，用之惟新，可以济函灵，俾乃圣好生之治；可以传不朽，副上主广爱之心。非徒为太平之文致，实可佐皇极之锡福。校雠既成，缮写伊始，恭以上进，庶备亲览。

太子右赞善大夫臣高保衡，尚书都官员外郎臣孙奇，尚书司封郎中充秘阁校理臣林亿等谨上。

《备急千金要方》序

夫清浊剖判，上下攸分，三才肇基，五行俶落，万物淳朴，无得而称。燧人氏出，观斗极以定方名，始有火化；伏羲氏作，因之而画八卦，乃立庖厨。滋味既兴，疴瘵萌起。大圣神农氏，愍黎元之多疾，遂尝百药以救疗之，犹未尽善。黄帝受命，创制九针，与方士岐伯、雷公之伦，备论经脉，旁通问难，详究义理，以为经论，故后世可得依而畅焉。春秋之际，良医和缓，六国之时，则有扁鹊，汉有仓公仲景，魏有华佗，并皆探赜索隐，穷幽洞微，用药不过二三，灸炷不逾七八，而疾无不愈者。晋宋以来，虽复名医间出，然治十不能愈五六，良由今人嗜欲泰甚，立心不常，淫放纵逸，有阙摄养所致耳。余缅寻圣人设教，欲使家家自学，人人自晓。君亲有疾不能疗之者，非忠孝也。末俗小人，多行诡诈，倚傍圣教而为欺绐，遂令朝野士庶咸耻医术之名，多教子弟诵短文，构小策，以求出身之道。医治之术，阙而弗论，吁可怪也，嗟乎！深乖圣贤之本意。吾幼遭风冷，屡造医门，汤药之资，罄尽家产。所以青衿之岁，高尚兹典；白首之年，未常释卷。至于切脉诊候，采药合和，服饵节度，将息避慎，一事长于己者，不远千里伏膺取决。至于弱冠，颇觉有悟，是以亲邻国中外有疾厄者，多所济益。在身之患，断绝医门，故知方药本草不可不学。吾见诸方部秩浩博，忽遇仓猝，求检至难，比得方讫，疾已不救矣。呜呼！痛夭枉之幽厄，惜堕学之昏愚，乃博采群经，删裁繁重，务在简易，以为《备急千金要方》一部，凡三十卷。虽不能究尽病源，但使留意于斯者，亦思过半矣。以为人命至重，有贵千金，一方济之，德逾于此，故以为名也。未可传于士族，庶以贻厥私门。张仲景曰：当今居世之士，曾不留神医药，精究方术，上以疗君亲之疾，下以救贫贱之厄，中以保身长全，以养其生。而但竞逐荣势，企踵权豪，孜孜汲汲，唯名利是务，崇饰其末，而忽弃其本，欲华其表而悴其内，皮之不存，毛将安附？进不能爱人知物，退不能爱躬知己，卒然遇邪风之气，婴非常之疾，患及祸至而后震栗。身居厄地，蒙蒙昧昧，戆若游魂。降志屈节，钦望巫祝，告究归天，束手受败。赍百年之寿命，将至贵之重器，委付庸医，恣其所措，咄嗟喑呜，厥身已毙，神明消灭，变为异物，幽潜重泉，徒为涕泣。夫举世昏迷，莫能觉悟，自弃若是，夫何荣势之云哉，此之谓也。

卷第一　序例

大医习业第一

凡欲为大医，必须谙《素问》《甲乙》《黄帝针经》《明堂流注》、十二经脉、三部九候、五脏六腑、表里孔穴、《本草》《药对》，张仲景、王叔和、阮河南、范东阳、张苗、靳邵等诸部经方，又须妙解阴阳禄命，诸家相法，及灼龟五兆、《周易》六壬，并须精熟，如此乃得为大医。若不尔者，如无目夜游，动致颠殒。次须熟读此方，寻思妙理，留意钻研，始可与言于医道者矣。又须涉猎群书，何者？若不读五经，不知有仁义之道；不读三史，不知有古今之事；不读诸子，睹事则不能默而识之；不读《内经》，则不知有慈悲喜舍之德；不读《庄》《老》，不能任真体运，则吉凶拘忌，触涂而生。至于五行休王，七耀天文，并须探赜。若能具而学之，则于医道无所滞碍，尽善尽美矣。

大医精诚第二

张湛曰：夫经方之难精，由来尚矣。今病有内同而外异，亦有内异而外同，故五脏六腑之盈虚，血脉荣卫之通塞，固非耳目之所察，必先诊候以审之。而寸口关尺，有浮沉弦紧之乱；俞穴流注，有高下浅深之差；肌肤筋骨，有厚薄刚柔之异。唯用心精微者，始可与言于兹矣。今以至精至微之事，求之于至粗至浅之思，其不殆哉！若盈而益之，虚而损之，通而彻之，塞而壅之，寒而冷之，热而温之，是重加其疾，而望其生，吾见其死矣。故医方卜筮，艺能之难精者也，既非神授，何以得其幽微？世有愚者，读方三年，便谓天下无病可治；及治病三年，乃知天下无方可用。故学人必须博极医源，精勤不倦，不得道听途说，而言医道已了，深自误哉！

凡大医治病，必当安神定志，无欲无求，先发大慈恻隐之心，誓愿普救含灵之苦。若有疾厄来求救者，不得问其贵贱贫富，长幼妍媸，怨亲善友，华夷愚智，普同一等，皆如至亲之想。亦不得瞻前顾后，自虑吉凶，护惜身命。见彼苦恼，若己有之，深心凄怆，勿避险巇、昼夜、寒暑、饥渴、疲劳，一心赴救，无作功夫形迹之心。如此可为苍生大医，反此则是含灵巨贼。自古名贤治病，多用生命以济危急，虽曰贱畜贵人，至于爱命，人畜一也。损彼益己，物情同患，况于人乎！夫杀生求生，去生更远。吾今此方所以不用生命为药者，良由此也。其虻虫水蛭之属，市有先死者，则市而用之，不在此例。只如鸡卵一物，以其混沌未分，必有大段要急之处，不得已隐忍而用之。能不用者，斯为大哲，亦所不及也。其有患疮痍下痢，臭秽不可瞻视，人所恶见者，但发惭愧凄怜忧恤之意，不得起一念蒂芥之心，是吾之志也。

夫大医之体，欲得澄神内视，望之俨然，宽裕汪汪，不皎不昧。省病诊疾，至意深心， 详察形候，纤毫勿失，处判针药，无得参瘥。虽曰病宜速救，要须临事不惑，唯当审谛覃思，不得于性命之上，率尔自逞俊快，邀射名誉，甚不仁矣！又到病家，纵绮罗满目，勿左右顾眄，丝竹凑耳，无得似有所娱，珍羞迭荐，食如无味，醽醁兼陈，看有若无。所以尔者，夫一人向隅，满堂不乐，而况病人苦楚，不离斯须，而医者安然欢娱，傲然自得，兹乃人神之所共耻，至人之所不为，斯盖医之本意也。

夫为医之法，不得多语调笑，谈谑喧哗，道说是非，议论人物，炫耀声名，訾毁诸医，自矜己德，偶然治瘥一病，则昂头戴面，而有自许之貌，谓天下无双。此医人之膏肓也。

老君曰：人行阳德，人自报之；人行阴德，鬼神报之。人行阳恶，人自报之；人行阴恶，鬼神害之。寻此二途，阴阳报施，岂诬也哉。所以医人不得恃己所长，专心经略财物，但作救苦之心，于冥运道中，自感多福者耳。又不得以彼富贵，处以珍贵之药，令彼难求，自炫功能，谅非忠恕之道。志存救济，故亦曲碎论之，学者不可耻言之鄙俚也。

治病略例第三

夫天布五行，以植万类，人禀五常，以为五脏；经络腑输，阴阳会通；玄冥幽微，变化难极。《易》曰：非天下之至赜，其孰能与于此。观今之医，不念思求经旨，以演其所知；各承家技，始终循旧。省病问疾，务在口给。相对斯须，便处汤药。按寸不及尺，握手不及足；人迎趺阳，三部不参；动数发息，不满五十。短期未知决诊，九候曾无髣髴；明堂阙庭，尽不见察，所谓窥管而已。夫欲视死别生，固亦难矣。此皆医之深戒，病者不可不谨以察之而自防虑也。古来医人皆相嫉害，扁鹊为秦太医令李醯所害，即其事也。一医处方，不得使别医和合，脱或私加毒药，令人增疾，渐以致困。如此者非一，特须慎之。宁可不服其药，以任天真，不得使愚医相嫉，贼人性命，甚可哀伤。

夫百病之本，有中风伤寒，寒热温疟，中恶霍乱，大腹水肿，肠澼下痢，大小便不通，賁豚上气，咳逆呕吐，黄疸消渴，留饮癖食，坚积癥瘕，惊邪癫痫，鬼疰，喉痹齿痛，耳聋目盲，金疮踒折，痈肿恶疮，痔瘘瘤瘿，男子五劳七伤，虚乏羸瘦，女子带下崩中，血闭阴蚀，虫蛇蛊毒所伤。此皆大略宗兆，其间变动枝叶，各依端绪以取之。又有冷热劳损，伤饱房劳，惊悸恐惧，忧恚怵惕，又有产乳落胎，堕下瘀血，又有贪饵五石，以求房中之乐。此皆病之根源，为患生诸枝叶也，不可不知其本末。但向医说男女长幼之病，有半与病源相附会者，便可服药也。男子者众阳所归，常居于燥，阳气游动，强力施泄，便成劳损损伤之病，亦以众矣。若比之女人，则十倍易治。凡女子十四以上则有月事，月事来日，得风冷湿热四时之病相协者，皆自说之，不尔，与治误相触动，更增困也，处方者亦应问之。凡用药皆随土地所宜，江南岭表，其地暑湿，其人肌肤薄脆，腠理开疏，用药轻省；关中河北，土地刚燥，其人皮肤坚硬，腠理闭塞，用药重复。世有少盛之人，不避风湿，触犯禁忌，暴竭精液，虽得微疾，皆不可轻以利药下之，一利大重，竭其精液，因滞着床，动经年月也。凡长宿病宜服利汤，不须尽剂，候利之足则止，病源未除者，于后更合耳，稍有气力，堪尽剂则不论也。病源须服利汤取除者，服利汤后，宜将丸散时时助之。

凡病服利汤得瘥者，此后慎不中服补汤也，若得补汤，病势还复成也，更重泻之，则其人重受弊也。若初瘥气力未甚平复者，但消息之。须服药者，当以平药和之。夫常患之人，不妨行走，气力未衰，欲将补益，冷热随宜丸散者，可先服利汤，泻除胸腹中壅积痰实，然后可服补药也。夫极虚劳应服补汤者，不过三剂即止。若治风病应服治风汤者，皆非三五剂可知也。自有滞风洞虚，即服十数剂，乃至百余日可瘥也。故曰：实则泻之，虚则补之。

夫二仪之内，阴阳之中，唯人最贵。人者禀受天地中和之气，法律礼乐，莫不由人。人始生，先成其精，精成而脑髓生，头圆法天，足方象地，眼目应日月，五脏法五星，六腑法六律，以心为中极。大肠长一丈二尺，以应十二时；小肠长二丈四尺，以应二十四气；身有三百六十五络，以应一岁；人有九窍，以应九州。天有寒暑，人有虚实；天有刑德，人有爱憎；天有阴阳，人有男女；月有大小，人有长短。所以服食五谷，不能将节，冷热咸苦，更相抵触，共为攻击，变成疾病。凡医诊候，固是不易。又，问而知之，别病深浅，名曰巧医。仲景曰：凡欲和汤合药，针灸之法，宜应精思，必通十二经脉，知三百六十孔穴，荣卫气行，知病所在，宜治之法，不可不通。古者上医相色，色脉与形不得相失，黑乘赤者死，赤乘青者生。中医听声，声合五音，火闻水声，烦闷干惊，木闻金声，恐畏相刑。脾者土也，生育万物，回助四旁，善者不见，死则归之。太过则四肢不举，不及则九窍不通，六识闭塞，犹如醉人，四季运转，终而复始。下医诊脉，知病元由，流转移动，四时逆顺，相害相生，审知府之微，此乃为妙也。

诊候第四

夫欲理病，先察其源，候其病机。五脏未虚，六腑未竭，血脉未乱，精神未散，服药必活；若病已成，可得半愈；病势已过，命将难全。

夫诊候之法，常以平旦，阴气未动，阳气未散，饮食未进，经脉未盛，络脉调均，气血未乱，精取其脉，知其逆顺，非其时不用也，深察三部九候而明告之。古之善为医者，上医医国，中医医人，下医医病。又曰：上医听声，中医察色，下医诊脉。又曰：上医医未病之病，中医医欲病之病，下医医已病之病。若不加心用意，于事混淆，即病者难以救矣。何谓三部，寸关尺也。上部为天，肺也；中部为人，脾也；下部为地，肾也。何谓九候，部各有三，合为九候。上部天，两额动脉，主头角之气也；上部地，两颊动脉，主口齿之气也；上部人，耳前动脉，主耳目之气也。中部天，手太阴，肺之气也；中部地，手阳明，胸中之气也；中部人，手少阴，心之气也。下部天，足厥阴，肝之气也；下部地，足少阴，肾之气也；下部人，足太阴，脾之气也。合为九候。夫形盛脉细，少气不足以息者死；形瘦脉大，胸中多气者死；形气相得者生，三五不调者病，三部九候皆相失者死。愚医不通三部九候及四时之经，或用汤药倒错，针灸失度，顺方治病，更增他疾，遂致灭亡。哀哉烝民，枉死者半，可为世无良医，为其解释。经说：地水火风，和合成人。凡人火气不调，举身蒸热；风气不调，全身强直，诸毛孔闭塞；水气不调，身体浮肿，气满喘粗；土气不调，四肢不举，言无音声。火去则身冷，风止则气绝，水竭则无血，土散则身裂。然愚医不思脉道，反治其病，使中五行共相克切，如火炽燃，重加其油，不可不慎。凡四气合德，四神安和；一气不调，百一病生；四神动作，四百四病同时俱发。又云：一百一病，不治自愈；一百一病，须治而愈；一百一病，虽治难愈；一百一病，真死不治。

张仲景曰：欲疗诸病，当先以汤荡涤五脏六腑，开通诸脉，治道阴阳，破散邪气，润泽枯朽，悦人皮肤，益人气血，水能净万物，故用汤也。若四肢病久，风冷发动，次当用散，散能逐邪，风气湿痹，表里移走，居无常处者，散当平之。次当用丸，丸药者能逐风冷，破积聚，消诸坚癖，进饮食，调和荣卫。能参合而行之者，可谓上工。故曰：医者，意也。又曰：不须汗而强汗之者，出其津液，枯竭而死；须汗而不与汗之者，使诸毛孔闭塞，令人闷绝而死。又不须下而强下之者，令人开肠洞泄，不禁而死；须下而不与下之者，使人心内懊侬，胀满烦乱，浮肿而死。又不须灸而强与灸者，令人火邪入腹，干错五脏，重加其烦而死；须灸而不与灸之者，令人冷结重凝，久而弥固，气上冲心，无地消散，病笃而死。

黄帝问曰：淫邪泮衍奈何。岐伯对曰：正邪从外袭内而未有定舍，及淫于藏，不得定处，与荣卫俱行而与魂魄飞扬，使人卧不得安而喜梦也。凡气淫于腑，则有余于外，不足于内；

气淫于藏，则有余于内，不足于外。问曰：有余不足有形乎。对曰：阴盛则梦涉大水而恐惧，阳盛则梦蹈大火而燔灼，阴阳俱盛则梦相杀毁伤。上盛则梦飞扬，下盛则梦堕坠。甚饱则梦与《巢源》云梦行，甚饥则梦取《巢源》云梦卧。肝气盛则梦怒，肺气盛则梦恐惧哭泣，心气盛则梦喜笑及恐畏，脾气盛则梦歌乐体重，手足不举，肾气盛则梦腰脊两解而不属。凡此十二盛者，至而泻之，立已。厥气客于心，则梦见丘山烟火；客于肺，则梦飞扬，见金铁之器奇物；客于肝，则梦见山林树木；客于脾，则梦见丘陵大泽，坏屋风雨；客于肾，则梦见临渊，没居水中；客于膀胱，则梦见游行；客于胃，则梦见饮食；客于大肠，则梦见田野；客于小肠，则梦见聚邑、街衢；客于胆，则梦见斗讼自刳；客于阴器，则梦交接斗内；客于项，则梦见斩首；客于跨，则梦见行走而不能前进，及池渠阱窌中居；客于股，则梦见礼节拜跪；客于胞殖，则梦见溲溺便利。凡此十五不足者，至而补之，立已。善诊候者亦可深思此意，乃尽善尽美矣。

《史记》曰：病有六不治：骄恣不论于理，一不治也；轻身重财，二不治也；衣食不能适，三不治也；阴阳并，脏气不定，四不治也；形羸不能服药，五不治也；信巫不信医，六不治也。生候尚存，形色未改，病未入腠理，针药及时，能将节调理，委以良医，病无不愈。

处方第五

夫疗寒以热药，疗热以寒药，饮食不消以吐下药，鬼疰蛊毒以蛊毒药，痈肿疮瘤以疮瘤药，风湿以风湿药，风劳气冷各随其所宜。雷公云：药有三品，病有三阶。药有甘苦，轻重不同；病有新久，寒温亦异。重热腻滑咸醋药石饮食等，于风病为治，余病非对；轻冷粗涩甘苦药草饮食等，于热病为治，余病非对；轻热辛苦淡药饮食等，于冷病为治，余病非对。其大纲略显其源流，自余睹状可知，临事制宜，当识斯要。

《药对》曰：夫众病积聚，皆起于虚，虚生百病。积者，五脏之所积；聚者，六腑之所聚。如斯等疾，多从旧方，不假增损。虚而劳者，其弊万端，宜应随病增减。古之善为医者，皆自采药，审其体性所主，取其时节早晚，早则药势未成，晚则盛势已歇。今之为医，不自采药，且不委节气早晚，只供采取，用以为药，又不知冷热消息，分两多少，徒有疗病之心，永无必愈之效，此实浮惑。聊复审其冷热，记其增损之主耳。虚劳而苦头痛复热，加枸杞萎蕤；虚而欲吐，加人参；虚而不安，亦加人参；虚而多梦纷纭，加龙骨；虚而多热，加地黄牡蛎地肤子甘草；虚而冷，加当归芎劳干姜；虚而损，加钟乳棘刺肉苁蓉巴戟天；虚而大热，加黄芩天门冬；虚而多忘，加茯神远志；虚而惊悸不安，加龙齿紫石英沙参小草，冷则用紫石英小草；若客热即用沙参龙齿，不冷不热无用之；虚而口干，加麦冬知母；虚而吸吸，加胡麻覆盆子柏子仁；虚而多气兼微咳，加五味子大枣；虚而身强，腰中不利，加磁石杜仲；虚而多冷，加桂心吴茱萸附子乌头；虚而小便赤，加黄芩；虚而客热，加地骨皮白水黄芪；虚而冷，用陇西黄芪；虚而痰，复有气，加生姜半夏枳实；虚而小肠利，加桑螵蛸龙骨鸡肶胵；虚而小肠不利，加茯苓泽泻；虚而溺白，加厚朴。诸药无有一一历而用之，但据体性冷热，的相主对，聊叙增损之一隅，入处方者宜准此。

用药第六

上药一百二十种，为君，主养命以应天，无毒，多服久服不伤人，欲轻身益气，不老延年者，本上经；中药一百二十种，为臣，主养性以应人，有毒无毒，斟酌其宜，欲遏病补虚羸者，本中经；下药一百二十五种，为佐使，主治病以应地，多毒，不可久服，欲除寒热邪气，破积聚愈疾者，本下经。三品合三百六十五种，法三百六十五度，每一度应一日，以成一岁，倍其数，合七百三十名也。

凡药有君臣佐使，以相宣摄，合和者宜用一君二臣三佐五使，又可一君三臣九佐使也。又有阴阳配合，子母兄弟，根茎花实，草石骨肉。有单行者，有相须者，有相使者，有相畏者，有相恶者，有相反者，有相杀者，凡此七情，合和之时，用意视之。当用相须相使者良，勿用相恶相反者。若有毒宜制，可用相畏相杀者，不尔，勿合用也。又有酸咸甘苦辛五味，又有寒热温凉四气及有毒无毒，阴干曝干，采造时月，生熟土地所出，真伪陈新，并各有法。其相使相畏七情列之如下，处方之日宜善究之。

玉石上部

玉泉畏款冬花

玉屑恶鹿角

丹砂恶磁石，畏咸水

曾青畏菟丝子

石胆水英为使，畏肉桂菌桂芫花辛夷白薇

云母泽泻为使，畏鮀甲及流水，恶徐长卿

钟乳蛇床子菟丝子为使，恶牡丹磁石牡蒙，畏紫石英蘘草

朴硝畏麦句姜

消石火为使，恶苦参苦菜，畏女菀

芒硝石韦为使，恶麦句姜

白矾甘草为使，恶牡蛎

滑石石韦为使，恶曾青

紫石英长石为使，畏扁青附子，不欲鮀甲黄连麦句姜

白石英恶马目毒公

赤石脂恶大黄，畏芫花

黄石脂曾青为使，恶细辛，畏蜚蠊扁青附子

白石脂燕粪为使，恶松脂，畏黄芩

禹余粮杜仲为使，畏铁落菖蒲贝母

玉石中部

水银畏磁石

殷孽恶防己，畏术

孔公孽木兰为使，恶细辛

阳起石桑螵蛸为使，恶泽泻菌桂雷丸蛇蜕皮，畏菟丝子

凝水石畏地榆，解巴豆毒

石膏鸡子为使，恶莽草毒公

磁石柴胡为使，畏黄石脂，恶牡丹莽草

磁石恶松脂柏子仁菌桂

理石滑石为使，畏麻黄

玉石下部

青琅玕得水银良，畏鸡骨，杀锡毒

矾石得火良，棘针为使，恶虎掌毒公鹜屎细辛，畏水

特生矾石得火良，畏水

方解石恶巴豆

代赭畏天雄

大盐漏芦为使

草药上部

六芝山药为使，得发良，恶恒山，畏扁青茵陈

天门冬垣衣地黄为使，畏曾青

麦冬地黄车前为使，恶款冬苦瓠，畏苦参青蘘

术防风地榆为使

女萎、萎蕤畏卤咸

干地黄得麦冬清酒良，恶贝母，畏芜荑

菖蒲秦艽秦皮为使，恶地胆麻黄

远志得茯苓冬葵子龙骨良，杀天雄附子毒，畏珍珠蜚蠊藜芦齐蛤

泽泻畏海蛤文蛤

山药紫芝为使，恶甘遂

菊花术地骨皮桑白皮为使

甘草术干漆苦参为使，恶远志，反甘遂大戟芫花海藻

人参茯苓为使，恶溲疏，反藜芦

石斛陆英为使，恶凝水石巴豆，畏白僵蚕雷丸

牛膝恶萤火龟甲陆英，畏车前

细辛曾青枣根为使，恶野狼毒山茱萸黄芪，畏滑石消石，反藜芦

独活蠡实为使

柴胡半夏为使，恶皂荚，畏女菀藜芦

菴蕳子蔓荆子薏苡仁为使，恶细辛干姜

菥蓂子得蔓荆子细辛良，恶干姜苦参

龙胆绵马贯众为使，恶防葵地黄

菟丝子得酒良，山药松脂为使，恶雚菌

巴戟天覆盆子为使，恶朝生雷丸丹参

蒺藜子乌头为使

防风恶干姜藜芦白蔹芫花，杀附子毒

络石杜仲牡丹为使，恶铁落，畏菖蒲贝母

黄连黄芩龙骨理石为使，恶菊花芫花玄参白鲜皮，畏款冬，胜乌头，解巴豆毒

沙参恶防己，反藜芦

丹参畏咸水，反藜芦

天名精垣衣为使

决明子芪实为使，恶火麻仁

芎䓖白芷为使

续断地黄为使，恶雷丸

黄芪恶龟甲

杜若得辛夷细辛良，恶柴胡前胡

蛇床子恶牡丹巴豆贝母

茜根畏鼠妇

飞廉得乌头良，恶麻黄

薇衔得秦皮良

五味子肉苁蓉为使，恶葳蕤，胜乌头

草药中部

当归恶蕳茹，畏菖蒲海藻牡蒙

秦艽菖蒲为使

黄芩山茱萸龙骨为使，恶葱实，畏丹砂牡丹藜芦

芍药雷丸为使，恶石斛芒硝，畏消石鳖甲小蓟，反藜芦

干姜花椒为使，恶黄连黄芩天鼠粪，杀半夏莨菪毒

藁本恶蕳茹

麻黄厚朴为使，恶辛夷石韦

葛根杀野葛巴豆百药毒

前胡半夏为使，恶皂角，畏藜芦

贝母厚朴白薇为使，恶桃花，畏秦艽矾石莽草，反乌头

瓜蒌枸杞为使，恶干姜，畏牛膝干漆，反乌头

玄参恶黄芪干姜大枣山茱萸，反藜芦

苦参玄参为使，恶贝母漏芦菟丝子，反藜芦

石龙芮大戟为使，畏蛇蜕皮吴茱萸

石韦滑石杏仁为使，得菖蒲良

狗脊萆薢为使，恶败酱

萆薢薏苡为使，畏葵根大黄柴胡牡蛎前胡

瞿麦蘘草牡丹为使，恶桑螵蛸

白芷当归为使，恶旋覆花

紫菀款冬为使，恶天雄瞿麦雷丸远志，畏茵陈

白鲜皮恶桑螵蛸桔梗茯苓萆薢

白薇恶黄芪大黄大戟干姜干漆大枣山茱萸

紫参畏辛夷

仙灵脾山药为使

款冬花杏仁为使，得紫菀良，恶皂荚消石玄参，畏贝母辛夷麻黄黄芩黄连黄芪青葙

牡丹畏菟丝子

防己殷孽为使，恶细辛，畏萆薢，杀雄黄毒

女菀畏卤咸

泽兰防己为使

地榆得发良，恶麦冬

海藻反甘草

草药下部

大黄黄芩为使

桔梗节皮为使，畏白及龙胆龙眼肉

甘遂瓜蒂为使，恶远志，反甘草

葶苈榆皮为使，得酒良，恶僵蚕石龙芮

芫花决明为使，反甘草

泽漆赤小豆为使，恶山药

大戟反甘草

钩吻半夏为使，恶黄芩

藜芦黄连为使，反细辛芍药五参，恶大黄

乌头乌喙莽草为使，反半夏瓜蒌贝母白蔹白及，恶藜芦

天雄远志为使，恶腐婢

附子地胆为使，恶蜈蚣，畏防风甘草黄芪人参乌韭大豆

绵马贯众雚菌为使

半夏射干为使，恶皂荚，畏雄黄生姜干姜秦皮龟甲，反乌头

虎掌蜀漆为使，畏莽草

蜀漆瓜蒌为使，恶绵马贯众

恒山畏玉札

狼牙芜荑为使，恶秦艽地榆

白蔹代赭为使，反乌头

白及紫石英为使，恶理石李核仁杏仁

雚菌得酒良，畏鸡子

蔄茹甘草为使，恶麦冬

荩草畏鼠妇

夏枯草土瓜为使

狼毒大豆为使，恶麦句姜

鬼臼畏垣衣

木药上部

茯苓、茯神马蔄为使，恶白蔹，畏牡蒙地榆雄黄秦艽龟甲

柏子仁牡蛎桂心瓜子为使，畏菊花羊蹄诸石面曲

杜仲恶蛇蜕玄参

干漆半夏为使，畏鸡子

蔓荆子恶乌头石膏

牡荆实防风为使，恶石膏

五加皮远志为使，畏蛇蜕玄参

黄蘗恶干漆

辛夷芎藭为使，恶五石脂，畏菖蒲蒲黄黄连石膏黄环

酸枣仁恶防己

槐子天雄景天为使

木药中部

厚朴干姜为使，恶泽泻石膏消石

山茱萸蓼实为使，恶桔梗防风防己

吴茱萸蓼实为使，恶丹参消石白垩，畏紫石英

秦皮大戟为使，恶吴茱萸

占斯解狼毒毒

栀子解踯躅毒

花椒恶瓜蒌防葵，畏雌黄

桑白皮续断桂心火麻仁为使

木药下部

黄环鸢尾为使，恶茯苓防己

石南五加皮为使

巴豆芫花为使，恶蘘草，畏大黄黄连藜芦，杀斑猫毒

蜀椒杏仁为使，畏款冬

栾华决明为使

雷丸荔实厚朴为使，恶葛根

溲疏漏芦为使

皂荚柏子仁为使，恶麦冬，畏空青人参苦参

兽上部

龙骨得人参牛黄良，畏石膏

龙角畏干漆蜀椒理石

牛黄人参为使，恶龙骨地黄龙胆蜚蠊，畏牛膝

白胶得火良，畏大黄

阿胶得火良，畏大黄

兽中部

犀角松脂为使，恶雚菌雷丸

羖羊角菟丝子为使

鹿茸麻勃为使

鹿角杜仲为使

兽下部

麋脂畏大黄，恶甘草

虫鱼上部

蜂蜡恶芫花齐蛤

蜂子畏黄芩芍药牡蛎

牡蛎贝母为使，得甘草牛膝远志蛇床良，恶麻黄吴茱萸辛夷

桑螵蛸畏旋覆花

海蛤蜀漆为使，畏狗胆甘遂芫花

龟甲恶沙参蜚蠊

虫鱼中部

伏翼苋实云实为使

猬皮得酒良，畏桔梗麦冬

蜥蜴恶硫黄斑猫芜荑

蜂房恶干姜丹参黄芩芍药牡蛎

䗪虫畏皂荚菖蒲

蛴螬蜚虫为使，恶附子

鳖甲恶白矾

鮀鱼甲蜀漆为使，畏狗胆甘遂芫花

乌贼鱼骨恶白蔹白及

蟹杀莨菪毒漆毒

天鼠粪恶白蔹白薇

鱼虫下部

蛇蜕畏磁石及酒

蜣螂畏羊角石膏

斑蝥马刀为使，畏巴豆丹参空青，恶肤青

地胆恶甘草

马刀得水良

果上部

大枣杀乌头毒

果下部

杏仁得火良，恶黄芪黄芩葛根，解锡胡粉毒，畏荞草

菜上部

冬葵子黄芩为使

菜中部

葱实解藜芦毒

米上部

麻蕡火麻仁畏牡蛎白薇，恶茯苓

米中部

大豆及大豆黄卷恶五参龙胆，得前胡乌喙杏仁牡蛎良，杀乌头毒

大麦蜂蜜为使

酱杀药毒火毒

上一百九十七种有相制使，其余皆无，故不备录。

或曰：古人用药至少，分两亦轻，瘥病极多。观君处方，非不烦重，分两亦多，而瘥病不及古人者何也。答曰：古者日月长远，药在土中，自养经久，气味真实，百姓少欲，禀气中和，感病轻微，易为医疗；今时日月短促，药力轻虚，人多巧诈，感病厚重，难以为医。病轻用药须少，疴重用药即多，此则医之一隅，何足怪也。又古之医有自将采取，阴干曝干，皆悉如法，用药必依土地，所以治十得九；今之医者但知诊脉处方，不委采药时节，至于出处土地，新陈虚实，皆不悉，所以治十不得五六者，实由于此。夫处方者常须加意，重复用药，药乃有力，若学古人，徒自误耳，将来学者须详熟之。凡紫石英白石英朱砂雄黄硫黄等，皆须光明映澈，色理鲜静者为佳，不然，令人身体干燥，发热口干而死。凡草石药皆须土地坚实，气味浓烈，不尔，治病不愈。凡野狼毒枳实陈皮半夏麻黄吴茱萸皆欲得陈久者良，其余唯须精新也。

合和第七

问曰：凡合和汤药，治诸草石虫兽，用水升数，消杀之法则云何？答曰：凡草有根茎枝叶皮骨花实，诸虫有毛翅皮甲头足尾骨之属，有须烧炼炮炙，生熟有定，一如后法。顺方者福，逆之者殃。或须皮去肉，或去皮须肉，或须根茎，或须花实，依方炼治，极令净洁，然后升合秤两，勿令参差。药有相生相杀，气力有强有弱，君臣相理，佐使相持。若不广通诸经，则不知有好有恶。或医自以意加减，不依方分，使诸草石强弱相欺，入人腹中不能治病，更加斗争，草石相反，使人迷乱，力甚刀剑。若调和得所，虽未能治病，犹得安利五脏，于病无所增剧。例曰：诸经方用药，所有熬炼节度，皆脚注之。今方则不然，于此篇具条之，更不烦方下别注也。

凡药，治择熬炮讫，然后称之以充用，不得生称。

凡用石药及玉，皆碎如米粒，绵裹纳汤酒中。

凡钟乳等诸石，以玉槌水研，三日三夜漂炼，务令极细。

凡银屑，以水银和成泥。

凡矾石，赤泥团之，入火半日乃熟可用，仍不得过之。不炼生入药，使人破心肝。

凡朴硝白矾，烧令汁尽，乃入丸散。芒硝朴硝皆绞汤讫，内汁中，更上火两三沸，烊尽乃服。

凡汤中用丹砂雄黄者，熟末如粉，临服纳汤中，搅令调和服之。

凡汤中用完物，皆擘破，干枣栀子之类是也。用细核物，亦打碎，山茱萸五味子蕤仁决明子之类是也。细花子物，正尔完用之，旋覆花菊花地肤子葵子之类是也。

米麦豆辈，亦完用之。

凡陈皮吴茱萸椒等，入汤不㕮咀。

凡诸果实仁皆去尖及双仁者，汤柔，挞去皮，仍切之。用栀子者去皮，用蒲黄者汤成下。

凡麦冬生姜入汤皆切，三捣三绞取汁，汤成去滓下之，煮五六沸，依如升数，不可共药煮之。一法薄切用。

凡麦冬，皆微润抽去心。

凡麻黄，去节，先别煮两三沸，掠去沫，更益水如本数，乃纳余药。不尔令人烦。寸斩之，小草瞿麦五分斩之，细辛白前三分斩之，膏中细剉也。

凡牛膝石斛等入汤酒，拍碎用之，石斛入丸散者，先以碪槌极打令碎，乃入臼，不尔捣不熟，入酒亦然。

凡桂厚朴杜仲秦皮木兰之辈，皆削去上虚软甲错，取里有味者秤之。茯苓猪苓，削除黑皮。牡丹巴戟天远志野葛等，皆捶破去心。紫菀洗去土，曝干乃称之。薤白葱白，除青令尽。莽草石南茵芋泽兰，剔取叶及嫩茎，去大枝。鬼臼黄连皆除根毛，石韦辛夷去毛，辛夷又去心，蜀椒去闭口者及目。用大枣乌梅，皆去核。用鬼箭，削取羽皮。

凡茯苓芍药，补药须白者，泻药惟赤者。

凡菟丝子，暖汤淘汰去沙土，干漉，暖酒渍经一宿，漉出，暴微白，捣之。不尽者，更以酒渍经三五日乃出，更晒微干，捣之，须臾悉尽，极易碎。

凡用甘草厚朴枳实石南茵芋藜芦皂荚之类，皆炙之，而枳实去穰，藜芦去头，皂荚去皮子。

凡用椒实，微熬令汗出，则有势力。

凡汤丸散，用天雄附子乌头乌喙侧子，皆煻灰炮令微拆，削去黑皮乃称之。唯姜附汤及膏酒中生用，亦削去皮乃秤之，直理破作七八片。

凡半夏，热汤洗去上滑，一云十洗四破，乃称之，以入汤，若膏酒丸散，皆煻灰炮之。

凡巴豆，去皮心膜，熬令紫色。桃仁杏仁葶苈胡麻诸有脂膏药，皆熬黄黑。别捣令如膏，指擵视泯泯尔，乃以向成散稍稍下臼中，合研捣令消散，乃复都以轻绢筛之须尽，又纳臼中，依法捣数百杵也。汤膏中虽有生用者，并捣破。

凡用麦蘖曲末大豆黄卷泽兰芜荑，皆微炒。干漆炒令烟断。用乌梅入丸散者熬之，用熟艾者先炒细擘，合诸药捣令细散，不可筛者，纳散中和之。

凡用诸毛羽齿牙蹄甲，龟鳖鲮鲤等甲皮肉骨角筋，鹿茸等，皆炙之。蛇蜕皮微炙。

凡用斑蝥等诸虫，皆去足翅，微熬。用桑螵蛸中破炙之，牡蛎熬令黄色，僵蚕蜂房微炒之。

凡汤中用麝香犀角鹿角羚羊角牛黄，须末如粉，临服纳汤中，搅令调和服之。

凡丸散用胶，先炙使通体沸起燥，乃可捣。有不沸处，更炙之。断下汤直尔用之，勿炙。诸汤中用阿胶，皆绞汤毕，纳汁中更上火两三沸，令烊。

凡用蜜，先火煎，掠去沫，令色微黄，则丸经久不坏。掠之多少，随蜜精粗，遂至大稠，于丸弥佳。

凡丸中用蜡，烊投少蜜中，搅调以和药。

凡汤中用饴糖，皆汤成下，诸汤用酒者，皆临熟下之。

凡药有宜丸者，宜散者，宜汤者，宜酒渍者，宜膏煎者，亦有一物兼宜者，亦有不入汤酒者，并随药性，不得违之。其不宜汤酒者，列之如下：

朱砂熟入汤　雌黄　云母　阳起石入酒　白矾入酒　硫黄入酒　钟乳入酒　孔公孽入酒　矾石入酒　银屑　白垩　铜镜鼻　胡粉　铅丹　卤咸入酒　石灰入酒　藜灰

上石类一十七种

野葛　狼毒　毒公　鬼臼　莽草　蒴藋入酒　巴豆　踯躅入酒　皂荚入酒　雚菌　藜芦　蔄茹　绵马贯众入酒　芫荑　雷丸　狼牙　鸢尾　蒺藜入酒　女菀　葈耳　紫葳入酒　薇衔入酒　白及　牡蒙　飞廉　蛇衔　占斯　辛夷　石南入酒　川楝子　虎杖入酒单渍　虎掌　蓄根　羊桃入酒　麻勃　苦瓠　瓜蒂　陟厘　狼跋子入酒　云实　槐子入酒　地肤子　蛇床子入酒　青葙子　益母草子　王不留行　菥蓂子　菟丝子入酒

上草木之类四十八种

蜂子　蜂蜡　白马茎　狗阴　雀卵　鸡子　雄鹊　伏翼　鼠

妇　樗鸡　萤火　蠮螉　僵蚕　蜈蚣　蜥蜴　斑蝥　芫青　亭长　蛇胆　虻虫　蜚蠊　蝼蛄　马刀　赭魁　虾蟆　猬皮　生鼠　生龟入酒　蜗牛　诸鸟兽入酒虫鱼膏骨髓胆血屎溺

上虫兽之类二十九种

古秤唯有铢两，而无分名，今则以十黍为一铢，六铢为一分，四分为一两，十六两为一斤，此则神农之秤也。吴人以二两为一两，隋人以三两为一两，今依四分为一两称为定。方家凡云等分者，皆是丸散，随病轻重所须，多少无定铢两，三种五种皆悉分两同等耳。凡丸散云若干分两者，是品诸药宜多宜少之分两，非必止于若干之分两也。假令日服三方寸匕，须瘥止，是三五两药耳。凡散药有云刀圭者，十分方寸匕之一，准如桐子大也。方寸匕者，作匕正方一寸抄散，取不落为度。钱匕者，以大钱上全抄之。若云半钱匕者，则是一钱抄取一边尔，并用五铢钱也。钱五匕者，今五铢钱边五字者以抄之，亦令不落为度。一撮者，四刀圭也。十撮为一勺，两勺为一合。以药升分之者，谓药有虚实，轻重不得用斤两，则以升平之。药升方作上径一寸，下径六分，深八分，纳散药，勿按抑之，正尔微动令平调耳。今人分药，不复用此。凡丸药有云如细麻大者，即胡麻也，不必扁扁，但令较略大小相称尔。如黍粟者亦然，以十六黍为一大豆也。如麻子者，即今火麻仁，准三细麻也。如胡豆者，今青斑豆也，以二火麻仁准之。如小豆者，今赤小豆也。粒有大小，以三火麻仁准之。如大豆者，以二赤小豆准之。如梧桐子者，以二大豆准之。一方寸匕散，以蜜和得如梧桐子十丸为定。如弹丸及鸡子黄者，以十梧桐子准之。

凡方云巴豆若干枚者，粒有大小，当先去心皮乃称之，以一分准十六枚。附子乌头若干枚者，去皮毕，以半两准一枚。枳实若干枚者，去穰毕，以一分准二枚。陈皮一分准三枚。枣有大小，以三枚准一两。云干姜一累者，以半两为正。《本草》云：一两为正。凡方云半夏一升者，洗毕，称五两为正。椒一升，三两为正。吴茱萸一升，五两为正。菟丝子一升，九两为正。菴蔄子一升，四两为正。蛇床子一升，三两半为正。地肤子一升，四两为正。此其不同也。云某子一升者，其子各有虚实，轻重不可通以秤准，皆取平升为正。

凡方云桂一尺者，削去皮毕，重半两为正。甘草一尺者，重二两为正。云某草一束者，重三两为正。一把者，重二两为正。

凡云蜜一斤者，有七合。猪膏一斤者，一升二合。

凡汤酒膏药，旧方皆云㕮咀者，谓称毕捣之如大豆，又使吹去细末，此于事殊不允当。药有易碎难碎，多末少末，秤两则不复均平，今皆细切之，较略令如㕮咀者，乃得无末而片粒调和也。凡云末之者，谓捣筛如法也。

凡丸散先细切暴燥，乃捣之。有各捣者，有合捣者，并随方所言。其润湿药如天门冬干地黄辈，皆先切曝干。独捣令偏碎，更出细擘，曝干。若值阴雨，可微火烘之，既燥，小停冷乃捣之。凡湿药，燥皆大耗，当先增分两，须得屑乃称之为正，其汤酒中不须如此。

凡筛丸药，用重密绢令细，于蜜丸即易熟。若筛散，草药用轻疏绢，于酒中服即不泥。其石药亦用细绢筛，令如丸药者。

凡筛丸散药毕，皆更合于臼中，以杵捣之数百过，视其色理和同为佳。

凡煮汤当取井华水，极令静洁，升斗分量，勿使多少；煮之调和，候火用心，一如炼法。

凡煮汤用微火，令小沸，其水数依方多少。大略二十两药用水一斗煮取四升，以此为率。皆绞去滓，而后酌量也。然则利汤欲生，少水而多取汁者，为病须快利，所以少水而多取汁；补汤欲熟，多水而少取汁者，为病须补益，是以多水而少取汁。好详视之，不得令水多少。汤熟，用新布两人以尺木绞之，澄去垽浊。分再服三服者，第二第三服以纸覆令密，勿令泄气。欲服，以铜器于热汤上暖之，勿令器中有水气。

凡渍药酒，皆须切细，生绢袋盛之，乃入酒密封，随寒暑日数，视其浓烈便可漉出，不必待至酒尽也。滓可曝燥微捣，更渍饮之，亦可散服。

凡建中肾沥诸补汤滓，合两剂加水煮竭，饮之亦敌一剂新药，贫人当依此用，皆应先曝令燥也。

凡合膏，先以苦酒渍，令淹浃，不用多汁，密覆勿泄。云晬时者，周时也，从今旦至明旦。亦有止一宿。煮膏当三上三下，以泄其热势，令药味得出，上之使匝匝沸，乃下之，取沸静良久乃止，宁欲小生。其中有薤白者，以两头微焦黄为候；有白芷附子者，亦令小黄色为度。猪肪皆勿令经水，腊月者弥佳。绞膏亦以新布绞之。若是可服之膏，膏滓亦堪酒煮饮之。可摩之膏，膏滓则宜以敷病上，此盖欲兼尽其药力故也。

凡膏中有雄黄、朱砂辈，皆别捣细研如面，须绞膏毕乃投中，以物疾搅，至于凝强，勿使沉聚在下不调也。有水银者，于凝膏中研令消散，胡粉亦尔。

凡捣药法，烧香洒扫净洁，不得杂语喧呼，当使童子捣之，务令细熟。杵数可至千万杵，过多为佳。

凡合肾气山药及诸大补五石大麝香丸金牙散大酒煎膏等，合时煎时，并勿令妇人小儿产母丧孝痼疾六根不具足人及鸡犬六畜等见之。大忌，切宜慎之。其续命汤麻黄等诸小汤，不在禁忌之限。比来田野下里家，因市得药，随便市上雇人捣合，非止诸不如法，至于石斛菟丝子等难捣之药，费人功力，赁作捣者隐主悉盗弃之。又为尘埃秽气入药中，罗筛粗恶，随风飘扬，众口尝之，众鼻嗅之，药之精气，一切都尽，与朽木不殊。又复服饵不能尽如法，服尽之后，反加虚损，遂谤医者处方不效。夫如此者，非医之咎，自缘发意甚误，宜熟思之也。

服饵第八

若用毒药治病，先起如黍粟。病去即止，不去倍之，不去十之，取去为度。病在胸膈以上者，先食而后服药；病在心腹以下者，先服药而后食；病在四肢血脉者，宜空腹而在旦；病在骨髓者，宜饱满而在夜。

凡服丸散，不云酒水饮者，本方如此，是可通用也。

凡服利汤，欲得侵早。凡服汤，欲得稍热服之，即易消下不吐。若冷则吐呕不下，若太热即破人咽喉，务在用意。汤必须澄清，若浊，令人心闷不解。中间相去如步行十里久再服，若太促数，前汤未消，后汤来冲，必当吐逆。仍问病者腹中药消散，乃可进服。

凡服汤法，大约皆分为三服，取三升，然后乘病患谷气强进。一服最须多，次一服渐少，后一服最须少，如此即甚安稳。所以病人于后气力渐微，故汤须渐渐少。凡服补汤，欲得服三升半，昼三夜一，中间间食，则汤气溉灌百脉，易得药力。凡服汤，不得太缓太急也。又须左右仰覆卧各一食顷，即汤势遍行腹中。又于室中行，皆可一百步许，一日勿出外即大益。

凡服汤，三日常忌酒，缘汤忌酒故也。凡服治风汤，第一服厚覆取汗，若得汗，即须薄覆，勿令大汗。中间亦须间食，不尔人无力，更益虚羸。

凡丸药皆如梧桐子，补者十丸为始，从一服渐加，不过四十丸，过亦损人。云一日三度服，欲得引日，多时不阙，药气渐渍，熏蒸五脏，积久为佳。不必顿服，早尽为善，徒弃名药，获益甚少。凡人四十以下，有病可服泻药，不甚须服补药，必若有所损，不在此限。四十以上，则不可服泻药，须服补药。五十以上，四时勿阙补药。如此乃可延年，得养生之术耳。其方备在第二十七卷中。《素问》曰：实则泻之，虚则补之，不虚不实，以经调之，此其大略也。凡有藏腑积聚，无问少长，须泻则泻；凡有虚损，无问少长，须补即补，以意量度而用之。

凡服痔漏疳䘌等药，皆慎猪鸡鱼油等至瘥。

凡服泻药，不过以利为度，慎勿过多，令人下利无度，大损人也。

凡诸恶疮，瘥后皆百日慎口，不尔即疮发也。

凡服酒药，欲得使酒气相接，无得断绝，绝则不得药力。多少皆以知为度，不可令至醉及吐，则大损人也。

凡服药，皆断生冷醋滑，猪犬鸡鱼油面蒜及果实等。其大补丸散，切忌陈臭宿滞之物，有空青忌食生血物，天门冬忌鲤鱼，白术忌桃李及雀肉葫荽大蒜青鱼鲊等物，地黄忌芜荑，甘草忌菘菜海藻，细辛忌生菜，菟丝子忌兔肉，牛膝忌牛肉，黄连桔梗忌猪肉，牡丹忌葫荽，藜芦忌狸肉，半夏菖蒲忌饴糖及羊肉，恒山桂心忌生葱生菜，商陆忌犬肉，茯苓忌醋物，柏子仁忌湿面，巴豆忌芦笋羹及猪肉，鳖甲忌苋菜。

凡服药，忌见死尸及产妇秽污触之，兼及愤怒忧劳。

凡饵汤药，其粥食肉菜皆须大熟，熟即易消，与药相宜，若生则难消，复损药力。仍须少食菜及硬物，于药为佳。亦少进盐醋乃善，亦不得苦心用力及房室喜怒。是以治病用药力， 唯在食治将息得力太半，于药有益。所以病者务在将息节慎，节慎之至，可以长生，岂惟病愈而已。

凡服泻汤及诸丸散酒等，至食时须食者，皆先与一口冷醋饭，须臾乃进食为佳。

凡人忽遇风发，身心顿恶，或不能言，有如此者，当服大小续命汤及西州续命排风越婢等汤，于无风处密室之中，日夜四五服，勿计剂数多少，亦勿虑虚，常使头面手足腹背汗出不绝为佳。服汤之时，汤消即食粥，粥消即服汤，亦少与羊肉臛将补。若风大重者，相续五日五夜服汤不绝，即经二日停汤，以羹臛自补，将息四体。若小瘥，即当停药，渐渐将息；如其不瘥，当更服汤攻之，以瘥为度。

凡患风服汤，非得大汗，其风不去。所以诸风方中，皆有麻黄。至如西州续命即用八两，越婢六两，大小续命或用一两三两四两，故知非汗不瘥。所以治风非密室不得辄服汤药，徒自误耳。惟更加增，未见损减矣。

凡人五十以上大虚者，服三石更生，慎勿用五石也。四时常以平旦服一二升，暖饮，终生勿绝，及一时勿食蒜油猪鸡鱼鹅鸭牛马等肉，即无病矣。

药藏第九

存不忘亡，安不忘危，大圣之至教；救民之瘼，恤民之隐，贤人之用心。所以神农鸠集百药，黄帝纂录《针经》，皆预备之常道也。且人疴瘵多起仓猝，不与人期，一朝婴已，岂遑知救。想诸好事者，可贮药藏用，以备不虞。所谓起心虽微，所救惟广。见诸世禄之家，有善养马者，尚贮马药数十斤，不见养身者有蓄人药一锱铢，以此类之，极可愧矣。贵畜而贱身，诚可羞矣。伤人乎不问马，此言安用哉？至如人或有公私使命，行迈边隅，地既不毛，药物焉出，忽逢瘴疠，素不资贮，无以救疗，遂拱手待毙，以致夭殁者，斯为自致，岂是枉横。何者？既不能深心以自卫，一朝至此，何叹惜之晚哉！故置药藏法，以防危殆云尔。

石药、灰土药、水药、根药、茎药、叶药、花药、皮药、子药、五谷、五果、五菜，诸兽齿牙、骨角、蹄甲、皮毛、尿屎等药，酥髓乳酪、醍醐、蜂蜜、砂糖、饴糖，酒醋胶曲糵豉等药。

上件药依时收采以贮藏之，虫豸之药不收采也。

秤、斗、升、合，铁臼、木臼，绢罗、纱罗、马尾罗，刀砧、玉槌、瓷钵、大小铜铫、铛釜、铜铁匙等。

上合药所须，极当预贮。

凡药皆不欲数数晒曝，多见风日，气力即薄歇，宜熟知之。诸药未即用者，候天大晴时，于烈日中曝之，令大干；以新瓦器贮之，泥头密封，须用开取，即急封之，勿令中风湿之气，虽经年亦如新也。其丸散以瓷器贮，密蜡封之，勿令泄气，则三十年不坏。诸杏仁及子等药，瓦器贮之，则鼠不能得之也。凡贮药法，皆须去地三四尺，则土湿之气不中也。

卷第二　妇人方上

求子第一

转女为男附　论六首　方一十五首

灸法六首　转女为男法三首

论曰：夫妇人之别有方者，以其胎妊生产、崩伤之异故也。是以妇人之病，比之男子十倍难疗。经言：妇人者，众阴所集，常与湿居，十四以上，阴气浮溢，百想经心，内伤五脏，外损姿颜，月水去留，前后交互，瘀血停凝，中道断绝，其中伤堕，不可具论矣。然五脏虚实交错，恶血内漏，气脉损竭，或饮食无度，损伤非一，或疮痍未愈便合阴阳，或便利于悬厕之上，风从下入，便成十二痼疾，所以妇人别立方也。若是四时节气为病，虚实冷热为患者，故与丈夫同也。惟怀胎妊而挟病者，避其毒药耳。其杂病与丈夫同，则散在诸卷中，可得而知也。然而，女人嗜欲多于丈夫，感病倍于男子，加以慈恋爱憎嫉妒忧恚，染着坚牢，情不自抑，所以为病根深，疗之难瘥。故养生之家，特须教子女学习此三卷妇人方，令其精晓，即于仓促之秋，何忧畏也。夫四德者，女子立身之枢机，产育者，妇人性命之长务。若不通明于此，则何以免于夭枉者哉。故傅母之徒，亦不可不学，常宜缮写一本，怀挟随身，以防不虞也。

论曰：人之情性，皆愿贤已而疾不及人，至于学问，则随情逐物，堕于事业，讵肯专一推求至理，莫不虚弃光阴，没齿无益。夫婚姻养育者，人伦之本，王化之基，圣人设教，备论厥旨。后生莫能精晓，临事之日，昏尔若愚，是则徒愿贤已而疾不及人之谬也。斯实不达贤己之趣，而妄徇虚声以终无用。今具述求子之法，以贻后嗣，同志之士，或可览焉。

论曰：夫欲求子者，当先知夫妻本命五行相生，及与德合，并本命不在子休废死墓中者，则求子必得；若其本命五行相克，及与刑杀冲破，并在子休废死墓中者，则求子了不可得，慎无措意。纵或得者，于后终亦累人。若其相生并遇福德者，仍须依法如方，避诸忌，则所诞儿子尽善尽美，难以具陈矣。禁忌法，受胎时日，推王相贵宿日法，在二十七卷中。

论曰：凡人无子，当为夫妻俱有五劳七伤，虚羸百病所致，故有绝嗣之殃。夫治之法，男服七子散，女服紫石门冬丸，及坐药，荡胞汤，无不有子也。

七子散 治丈夫风虚目暗，精气衰少无子，补不足方。

五味子 牡荆子 菟丝子 车前子 菥蓂子 石斛 山药 干地黄 杜仲 鹿茸 远志各八铢 附子 蛇床子 芎䓖各六铢 山茱萸 天雄 人参 茯苓 黄芪 牛膝各三铢 桂心十铢 巴戟天十二铢 肉苁蓉十铢 钟乳粉八铢

上二十四味治下筛，酒服方寸匕，日二，不知，增至二匕，以知为度。禁如药法。不能酒者，蜜和丸服亦得。一方加覆盆子八铢。求子法，一依后房中篇。

朴硝荡胞汤　治妇人立身已来全不产，及断绪久不产三十年者方。

朴硝　牡丹　当归　大黄　桃仁生用，各三铢　细辛　厚朴　桔梗　赤芍药　人参　茯苓　桂心　甘草　牛膝　陈皮各一铢　虻虫十枚　水蛭十枚　附子六铢

上十八味㕮咀，以清酒五升、水五升合煮，取三升，分四服，日三夜一，每服相去三时，更服如常。覆被取少汗，汗不出，冬日着火笼之，必下积血，及冷赤脓如赤小豆汁。本为妇人子宫内有此恶物令然。或天阴脐下痛，或月水不调，为有冷血不受胎。若斟酌下尽，气力弱，大困，不堪更服，亦可二三服即止。如大闷不堪，可服醋饭冷浆，一口即止。然恐去恶物不尽，不大得药力。若能忍，服尽大好。一日后仍着导药。《千金翼》不用桔梗甘草。

治全不产及断绪，服前朴硝汤后，**着坐导药方**

皂荚　山茱萸《千金翼》作苦瓠　当归各一两　细辛　五味子　干姜各二两　大黄　白矾　大青盐　蜀椒各半两

上十味末之，以绢袋盛，大如指，长三寸，盛药令满，纳妇人阴中。坐卧任意，勿行走急。小便时去之，更安新者。一日一度，必下青黄冷汁。汁尽止，即可幸御，自有子。若未见病出，亦可至十日安之。一本别有葶苈砒霜各半两。此药为服朴硝汤，恐去冷恶物出不尽，以导药下之。值天阴冷不疼，不须着导药。亦有着盐为导药者，然不如此药。其服朴硝汤后，即安导药，经一日外，服紫石门冬丸。

紫石门冬丸　治全不产及断绪方。

紫石英　天门冬各三两　当归　芎䓖　紫葳　卷柏　桂心　乌头　干地黄　牡蒙《千金翼》作牡荆，《外台》作牡蒙　禹余粮　石斛　辛夷各二两　人参　桑寄生　续断　细辛　厚朴　干姜　吴茱萸　牡丹　牛膝各二十铢　柏子仁一两　山药　海螵蛸　甘草各一两半

上二十六味末之，蜜和丸。酒服如梧子大十丸，日三，渐增至三十丸，以腹中热为度。不禁房室，夫行不在不可服，禁如药法。比来服者，不至尽剂即有娠。

白薇丸　主令妇人有子方。

白薇　细辛　防风　人参　花椒　白蔹一作白芷　桂心　牛膝　秦艽　芜荑　沙参　芍药　五味子　白僵蚕　牡丹　蛴螬各一两　干漆　柏子仁　干姜　卷柏　附子　芎䓖各二十铢　紫石英　桃仁各一两半　钟乳　干地黄　白石英各二两　鼠妇半两　水蛭　虻虫各十五枚　吴茱萸十八铢　麻布叩幞头一尺，烧

上三十二味末之，蜜和丸，酒服如梧子大十五丸，日再，稍加至三十丸，当有所去，小觉有异即停服。

论曰：古者求子，多用庆云散、承泽丸，今代人绝不用此，虽未试验，其法可重，故述之。

庆云散　主丈夫阳气不足，不能施化，施化无成方。

覆盆子　五味子各一升　天雄一两　石斛　白术各三两　桑寄生四两　天门冬九两　菟丝子一升　紫石英二两

上九味治下筛，酒服方寸匕，先食，日三服。素不耐冷者，去寄生，加细辛四两；阳气不少而无子者，去石斛，加槟榔十五枚。

承泽丸　主妇人下焦三十六疾，不孕绝产方。

梅核仁　辛夷各一升　葛上亭长七枚　泽兰子五合　溲疏二两　藁本一两

上六味末之，蜜和丸，先食，服如大豆二丸，日三，不知，稍增。若腹中无坚癖积聚者，去亭长，加通草一两；恶甘者，和药先以苦酒搜散，乃纳少蜜和为丸。

大黄丸　主带下百病无子，服药十日下血，二十日下长虫及清黄汁，三十日病除，五十日肥白方。

大黄破如米豆，熬令黑　柴胡　朴硝各一升　芎䓖五两　干姜一升　蜀椒二两　茯苓如鸡子大一枚

上七味末之，蜜和丸如梧桐子大，先食，服七丸，米饮下，加至十丸，以知为度，五日微下。

治女人积年不孕，**吉祥丸方**

天麻一两　五味子二两　覆盆子一升　桃花二两　柳絮一两　白术二两　芎䓖二两　牡丹一两　桃仁一百枚　菟丝子一升　茯苓一两　楮实子一升　干地黄一两　桂心一两

上十四味末之，蜜和丸如豆大，每服空心饮若酒下五丸，日中一服，晚一服。

消石大黄丸　治十二瘕癖，及妇人带下，绝产无子，并服寒食药而腹中有癖者，当先服大丸下之，乃服寒食药耳。大丸不下水谷，但下病耳，不令人虚极。方在第十一卷中。

治月水不利闭塞，绝产十八年，服此药二十八日有子，金城太守**白薇丸方**

白薇三十铢　人参　杜衡《古今录验》用牡蛎　牡蒙各十八铢　牛膝半两　细辛三十铢　厚朴　半夏各十八铢　沙参　干姜各半两　白僵蚕

十八铢　秦艽半两　蜀椒一两半　当归十八铢　附子一两半　防风一两半　紫菀十八铢

上十七味末之，蜜和，先食服如梧子大三丸，不知，稍增至四五丸。此药不长将服，觉有妊则止，用之大验。崔氏有桔梗丹参十八铢。

白薇丸　主久无子或断绪，上热下冷，百病皆治之方。

白薇十八铢　紫石英三十铢　泽兰　禹余粮各二两　当归一两　赤石脂一两　白芷一两半　芎䓖一两　藁本　石膏　菴蕳子　卷柏各二十铢　蛇床子一两　桂心二两半　细辛三两　覆盆子　桃仁各二两半　干地黄　干姜　蜀椒　车前子各十八铢　蒲黄二两半　人参一两半　白龙骨　远志　麦冬　茯苓各二两　陈皮半两

上二十八味末之，蜜和，酒服十五丸如梧子大，日再，渐增，以知为度，亦可至五十丸。慎猪、鸡、生冷、醋滑、鱼、蒜、驴、马、牛肉等。觉有娠即停。三月正择食时，可食牛肝及心，至四月五月不须，不可故杀，令子短寿，遇得者大良。

治妇人绝产，生来未产，荡涤藏腑，使玉门受子精方，**花椒丸方**

花椒　天雄各十八铢　玄参　人参　白蔹　鼠妇　白芷　黄芪　桔梗　蜂房　白僵蚕　桃仁　蛴螬　白薇　细辛　芜荑各一两　牡蒙　沙参　防风　甘草　牡丹皮　牛膝　卷柏　五味子　芍药　桂心　大黄　石斛　白术各二十铢　柏子仁　茯苓　当归　干姜各一两半　泽兰　干地黄　芎䓖各一两十八铢　干漆　白石英　紫石英　附子各二两　钟乳二两半　水蛭七十枚　虻虫百枚　麻布叩幞头七寸，烧上四十四味末之，蜜丸，酒服十丸如梧子，日再，稍加至二十丸。若有所去如豆汁鼻涕，此是病出，觉有异即停。

妇人绝子　灸然谷五十壮，在内踝前直下一寸。

妇人绝嗣不生，胞门闭塞　灸关元三十壮，报之。

妇人妊子不成，若堕落，腹痛，漏见赤　灸胞门五十壮，在关元左边二寸是也，右边二寸名子户。

妇人绝嗣不生　灸气门穴，在关元旁三寸，各百壮。

妇人子藏闭塞，不受精，疼　灸胞门五十壮。

妇人绝嗣不生，漏赤白，灸泉门十壮，三报之，穴在横骨当阴上际。

论曰：阴阳调和，二气相感，阳施阴化，是以有娠。而三阴所会则多生女，但妊娠二月名曰始膏，精气成于胞里。至于三月名曰始胎，血脉不流，象形而变，未有定仪，见物而化，是时男女未分，故未满三月者，可服药，方术转之，令生男也。

治妇人始觉有娠，养胎并转女为男，**丹参丸方**

丹参　续断　芍药　白胶　白术　柏子仁各二两　人参　芎䓖　干姜各三十铢　当归　陈皮　吴茱萸各一两十八铢　白芷　冠缨烧灰，各一两　芜荑十八铢　干地黄一两半　甘草二两　犬卵一具，干　东门上雄鸡头一枚

上十九味末之，蜜和丸，酒服十丸，日再，稍加至二十丸，如梧子大。

又方　取原蚕矢一枚，井花水服之，日三。

又方　取弓弩弦一枚，绛囊盛，带妇人左臂。一法以系腰下，满百日去之。

又方　取雄黄一两，绛囊盛，带之。要女者，带雌黄。

又方　以斧一柄，于产妇卧床下置之，仍系刃向下，勿令人知。如不信者，待鸡抱卵时，依此置于窠下，一窠儿子尽为雄也。

妊娠恶阻第二

辨男女　辨将产附　论二首　方四首　法二首

论曰：何以知妇人妊娠，脉平而虚者，乳子法也。经云：阴搏阳别，谓之有子。此是血气和调，阳施阴化也。诊其手少阴脉动甚者，妊子也。少阴心脉也，心主血脉。又肾名胞门子户，尺中肾脉也。尺中之脉，按之不绝，法妊娠也。三部脉沉浮正等，按之无绝者，有娠也。妊娠初时寸微小，呼吸五至，三月而尺数也。妊娠四月，欲知男女者，左疾为男，右疾为女；左右俱疾，为产二子。又法，左手沉实为男，右手浮大为女，左右手俱沉实，猥生二男；俱浮大，猥生二女。尺脉若左偏大为男，右偏大为女；左右俱大，产二子。大者如实状。又法，左手尺中浮大者男，右手尺中沉细者女；若来而断绝者，月水不利。又法，左右尺俱浮为产二男，不然女作男生；俱沉为产二女，不尔男作女生。又法，得太阴脉为男，得太阳脉为女；太阴脉沉，太阳脉浮。又，遣妊娠人面南行，远复呼之，左回首者是男，右回首者是女。又，看上圊时，夫从后急呼之，左回首是男，右回首是女。又，妇人妊娠，其夫左乳房有核是男，右乳房有核是女。妊娠欲知将产者，怀妊离经其脉浮，设腹痛引腰脊为今出也。但离经者，不病也。又法，欲生，其脉离经，夜半觉痛，日中则生也。

论曰：凡妇人虚羸，血气不足，肾气又弱，或当风饮冷太过，心下有淡水者，欲有胎而喜病阻。所谓欲有胎者，其人月水尚来，颜色肌肤如常，但苦沉重愦闷，不欲食饮，又不知其患所在，脉理顺时平和，则是欲有娠也。如此经二月日后，便觉不通，则结胎也。阻病者，患心中愦愦，头重眼眩，四肢沉重，懈惰不欲执作，恶闻食气，欲啖咸酸果实，多卧少起，世谓恶食，其至三四月日以上，皆大剧吐逆，不能自胜举也。此由经血既闭，水渍于藏，脏气不宣通，故心烦愦闷，气逆而呕吐也。血脉不通，经络否涩，则四肢沉重，挟风则头目眩也。觉如此候者，便宜服半夏茯苓汤，数剂后将茯苓丸，淡水消除，便欲食也。既得食力，体强气盛，力足养胎，母便健矣。古今治阻病方有十数首，不问虚实冷热长少，殆死者活于此方。

半夏茯苓汤 治妊娠阻病，心中愦闷，空烦吐逆，恶闻食气，头眩重，四肢百节疼烦沉重，多卧少起，恶寒汗出，疲极黄瘦方。

半夏三十铢 茯苓 干地黄各十八铢 陈皮 细辛 人参 芍药 旋覆花 芎䓖 桔梗 甘草各十二铢 生姜三十铢

上十二味㕮咀，以水一斗煮取三升，分三服。若病阻积月日不得治，及服药冷热失候，病变客热烦渴，口生疮者，去陈皮细辛，加前胡知母各十二铢；若变冷下痢者，去干地黄，入桂心十二铢；若食少，胃中虚生热，大便闭塞，小便赤少者，宜加大黄十八铢，去地黄，加黄芩六铢。余依方服一剂得下后，消息看气力冷热增损，方调定，更服一剂汤，便急服茯苓丸，令能食，便强健也。忌生冷、醋滑、油腻、菘菜、海藻。

茯苓丸　治妊娠阻病，患心中烦闷，头眩重，憎闻饮食气，便呕逆吐闷颠倒，四肢垂弱，不自胜持，服之即效。要先服半夏茯苓汤两剂，后可将服此方：

茯苓　人参　桂心熬　干姜　半夏　陈皮各一两　白术　葛根　甘草　枳实各二两

上十味末之，蜜和为丸如梧子，饮服二十九丸，渐加至三十丸，日三。《肘后》不用干姜半夏陈皮白术葛根，只五味。又云：妊娠忌桂，故熬。

治妊娠恶阻呕吐，不下食方

竹茹　陈皮各十八铢　茯苓　生姜各一两　半夏三十铢

上五味㕮咀，以水六升煮取二升半，分三服，不瘥频作。

治妊娠呕吐，不下食，**陈皮汤方**

陈皮　竹茹　人参　白术各十八铢　生姜一两　厚朴十二铢

上六味㕮咀，以水七升煮取二升半，分三服，不瘥重作。

养胎第三

禁忌　滑胎附　论二首　方二十三首

禁忌一首　逐月养胎二十首

论曰：旧说凡受胎三月，逐物变化，禀质未定，故妊娠三月，欲得观犀象猛兽珠玉宝物，欲得见贤人君子盛德大师，观礼乐钟鼓俎豆，军旅陈设，焚烧名香，口诵诗书古今箴诫，居处简静，割不正不食，席不正不坐，弹琴瑟，调心神，和性情，节嗜欲，庶事清净，生子皆良，长寿忠孝，仁义聪惠，无疾，斯盖文王胎教者也。

论曰：儿在胎，日月未满，阴阳未备，腑脏骨节皆未成足，故自初讫于将产，饮食居处，皆有禁忌。妊娠食羊肝，令子多厄。妊娠食山羊肉，令子多病。妊娠食驴马肉，延月。妊娠食骡肉，产难。妊娠食兔肉犬肉，令子无音声及缺唇。妊娠食鸡子及干鲤鱼，令子多疮。妊娠食鸡肉糯米，令子多寸白虫。妊娠食椹并鸭子，令子倒出心寒。妊娠食雀肉并豆酱，令子满面多皯黯黑子。妊娠食雀肉饮酒，令子心淫情乱，不畏羞耻。妊娠食鳖，令子项短。妊娠食冰浆，绝胎。妊娠勿向非常地大小便，必半产杀人。

徐之才逐月养胎方

妊娠一月名始胚，饮食精熟，酸美受御，宜食大麦，毋食腥辛，是谓才正。妊娠一月，足厥阴脉养，不可针灸其经。足厥阴内属于肝，肝主筋及血。一月之时，血行否涩，不为力事，寝必安静，无令恐畏。

妊娠一月，阴阳新合为胎，寒多为痛，热多卒惊，举重腰痛腹满胞急，卒有所下，当预安之，宜服**乌雌鸡汤方**

乌雌鸡一只，治如食法　茯苓二两　吴茱萸一升　芍药　白术各三两　麦冬五合　人参三两　阿胶二两　甘草二两　生姜一两

上十味㕮咀，以水一斗二升煮鸡，取汁六升，去鸡下药煎取三升，纳酒三升，并胶烊尽取三升，放温，每服一升，日三。

若曾伤一月胎者，当预服**补胎汤方**

细辛一两　干地黄　白术各三两　生姜四两　大麦　吴茱萸各五合　乌梅一升　防风二两

上八味㕮咀，以水七升煮取二升半，分三服，先食服。寒多者，倍细辛茱萸；若热多渴者，去细辛茱萸，加瓜蒌根二两；若有所思，去大麦，加柏子仁三合。一方有人参一两。

妊娠二月名始膏，无食辛臊，居处必静，男子勿劳，百节皆痛，是为胎始结。妊娠二月，足少阳脉养，不可针灸其经。足少阳内属于胆，主精。二月之时，儿精成于胞里，当慎护惊动也。

妊娠二月，始阴阳踞经，有寒多坏不成，有热即萎悴，中风寒有所动摇，心满，脐下悬急，腰背强痛，卒有所下，乍寒乍热，**艾叶汤**主之方

艾叶　丹参　当归　麻黄各二两　人参　阿胶各三两　甘草一两

生姜六两　大枣十二枚

上九味㕮咀，以酒三升、水一斗煮减半，去滓纳胶，煎取三升，分三服。一方用乌雌鸡一只宿肥者，治如食法，割头取血，纳三升酒中相和。鸡以水一斗二升先煮取汁，去鸡纳药煎取三升，纳血酒并胶煎取三升，分温三服。

若曾伤二月胎者，当预服**黄连汤方**

黄连　人参各一两　吴茱萸五合　生姜三两　生地黄五两，一方用阿胶

上五味㕮咀，以醋浆七升煮取三升，分四服，日三夜一，十日一作。若颇觉不安，加乌梅一升。加乌梅者，不用浆，直用水耳。一方用当归半两。

妊娠三月名始胎。当此之时，未有定仪，见物而化。欲生男者，操弓矢；欲生女者，弄珠玑；欲子美好，数视璧玉；欲子贤良，端坐清虚；是谓外象而内感者也。妊娠三月，手心主脉养，不可针灸其经。手心主内属于心，无悲哀思虑惊动。

妊娠三月为定形，有寒大便青，有热小便难，不赤即黄，卒惊恐、忧愁、嗔怒、喜、顿仆，动于经脉，腹满，绕脐苦痛，或腰背痛，卒有所下，**雄鸡汤方**

雄鸡一只，治如食法　甘草　人参　茯苓　阿胶各二两　黄芩　白术各一两　麦冬五合　芍药四两　大枣十二枚，擘　生姜一两

上十一味㕮咀，以水一斗五升煮鸡减半，出鸡纳药煮取半，纳清酒三升并胶，煎取三升，分三服，一日尽之，当温卧。一方用当归芎各二两，不用黄芩生姜。

若曾伤三月胎者，当预服**茯苓汤方**

茯神　丹参　龙骨各一两　阿胶　当归　甘草　人参各二两　赤小豆二十一粒　大枣二十一枚

上九味㕮咀，以醋浆一斗煮取三升，分四服，先食服，七日后服一剂。腰痛者，加桑寄生二两。深师有薤白二两，火麻仁一升。

妊娠四月，始受水精以成血脉。食宜稻粳，羹宜鱼雁，是谓盛血气以通耳目，而行经络。妊娠四月，手少阳脉养，不可针灸其经。手少阳内输三焦。四月之时，儿六腑顺成，当静形体，和心志，节饮食。

妊娠四月，有寒心下愠愠欲呕，胸膈满，不欲食；有热小便难，数数如淋状，脐下苦急；卒风寒，颈项强痛，寒热；或惊动，身躯腰背腹痛，往来有时，胎上迫胸，心烦不得安，卒有所下，**菊花汤方**

菊花如鸡子大一枚　麦冬一升　麻黄　阿胶各三两　人参一两半　甘草　当归各二两　生姜五两　半夏四两　大枣十二枚

上十味㕮咀，以水八升煮减半，纳清酒三升并阿胶，煎取三升，分三服，温卧，当汗以粉粉之，护风寒四五日。一方用乌雌鸡一只煮水煎药。

若曾伤四月胎者，当预服**调中汤方**

白芍四两　续断　芎䓖　甘草各一两　白术　柴胡各三两　当归一两半　乌梅一升　生姜四两　厚朴　枳实　生李根白皮各三两

上十二味㕮咀，以水一斗煮取三升，分四服，日三夜一，八日后复服一剂。

妊娠五月，始受火精以成其气，卧必晏起，沐浴浣衣，深其居处，厚其衣裳，朝吸天光以避寒殃，其食稻麦，其羹牛羊，和以茱萸，调以五味，是谓养气以定五脏。妊娠五月，足太阴脉养，不可针灸其经。足太阴内输于脾。五月之时，儿四肢皆成，无大饥，无甚饱，无食干燥，无自炙热，无劳倦。

妊娠五月，有热苦头眩，心乱呕吐，有寒苦腹满痛，小便数，卒有恐怖，四肢疼痛，寒热，胎动无常处，腹痛，闷顿欲仆，卒有所下，**阿胶汤**主之方

阿胶四两　旋覆花二合　麦冬一升　人参一两　吴茱萸七合　生姜六两　当归　芍药　甘草　黄芩各二两

上十味㕮咀，以水九升煮药减半，纳清酒三升并胶，微火煎取三升半，分四服，日三夜一，先食服便愈，不瘥再服。一方用乌雌鸡一只，割取咽血纳酒中，以水煮鸡，以煎药减半，纳酒并胶，煎取三升半，分四服。

曾伤五月胎者，当预服**安中汤方**

黄芩一两　当归　芎䓖　人参　干地黄各二两　甘草　芍药各三两　生姜六两　麦冬一升　五味子五合　大枣三十五枚　火麻仁五合

上十二味㕮咀，以水七升、清酒五升煮取三升半，分四服，日三夜一，七日复服一剂。

妊娠六月，始受金精以成其筋。身欲微劳，无得静处，出游于野，数观走犬，及视走马。食宜惊鸟猛兽之肉，是谓变腠理纫筋，以养其力，以坚背膂。妊娠六月，足阳明脉养，不可针灸其经。足阳明内属于胃，主其口目。六月之时，儿口目皆成，调五味，食甘美，无大饱。

妊娠六月，卒有所动不安，寒热往来，腹内胀满，身体重，惊怖，忽有所下，腹痛如欲产，手足烦疼，宜服**麦冬汤方**

麦冬一升　人参　甘草　黄芩各二两　干地黄三两　阿胶四两　生姜六两　大枣十五枚

上八味㕮咀，以水七升煮减半，纳清酒二升并胶，煎取三升，分三服，中间进糜粥。一方用乌雌鸡一只煮水以煎药。

若曾伤六月胎者，当预服**柴胡汤方**

柴胡四两　白术　芍药一方作紫葳　甘草各二两　肉苁蓉一两　芎䓖二两　麦冬二两　干地黄五两　大枣三十枚　生姜六两

上十味㕮咀，以水一斗煮取三升，分四服，日三夜一，中间进糜粥，勿食生冷及坚硬之物，七日更服一剂。

妊娠七月，始受木精以成其骨，劳身摇肢，无使定止，动作屈伸，以运血气，居处必燥，饮食避寒，常食稻粳，以密腠理，是谓养骨而坚齿。妊娠七月，手太阴脉养，不可针灸其经。手太阴内属于肺，主皮毛。七月之时，儿皮毛已成，无大言，无号哭，无薄衣，无洗浴，无寒饮。

妊娠七月，忽惊恐摇动，腹痛，卒有所下，手足厥冷，脉若伤寒，烦热，腹满，短气，常苦颈项及腰背强，**葱白汤**主之方

葱白长三四寸，十四茎　半夏一升　生姜八两　甘草　当归　黄芪各三两　麦冬一升　阿胶四两　人参一两半　黄芩一两　旋覆花一合

上十一味㕮咀，以水八升煮减半，纳清酒三升及胶，煎取四升，服一升，日三夜一，温卧，当汗出。若不出者，加麻黄二两，煮服如前法，若秋后勿强责汗。一方以黄雌鸡一只，割咽取血纳酒中，煮鸡取汁以煎药。

若曾伤七月胎者，当预服**杏仁汤方**

杏仁　甘草各二两　麦冬　吴茱萸各一升　钟乳　干姜各二两　五

味子五合　紫菀一两　粳米五合

上九味㕮咀，以水八升煮取三升半，分四服，日三夜一，中间进食，七日服一剂。一方用白鸡一只，煮汁煎药。

妊娠八月，始受土精以成肤革，和心静息，无使气极，是谓密腠理而光泽颜色。妊娠八月，手阳明脉养，不可针灸其经。手阳明内属于大肠，主九窍。八月之时，儿九窍皆成，无食燥物，无辄失食，无忍大起。妊娠八月，中风寒，有所犯触，身体尽痛，乍寒乍热，胎动不安，常苦头眩痛，绕脐下寒，时时小便白如米汁，或青或黄，或使寒栗，腰背苦冷而痛，目𥇦𥇦然，**芍药汤**主之方

芍药　生姜各四两　厚朴二两　甘草　当归　白术　人参各三两　薤白切，一升

上八味㕮咀，以水五升，清酒四升合煮取三升，分三服，日再夜一。一方用乌雌鸡煮汁以煎药。

若曾伤八月胎者，当预服**葵子汤方**

葵子二升　生姜六两　甘草二两　芍药四两　白术　柴胡各三两　大枣二十枚　厚朴二两

上八味㕮咀，以水九升煮取三升，分三服，日三,十日一剂。一方用乌雌鸡一只，煮水以煎药。

妊娠九月，始受石精以成皮毛，六腑百节莫不毕备，饮醴食甘，缓带自持而待之，是谓养毛发，致才力。妊娠九月，足少阴脉养，不可针灸其经。足少阴内属于肾，肾主续缕。九月之时，儿脉续缕皆成，无处湿冷，无着炙衣。

妊娠九月，若猝得下痢，腹满悬急，胎上冲心，腰背痛不可

转侧，短气，**半夏汤方**

半夏　麦冬各五两　吴茱萸　当归　阿胶各三两　干姜一两　大枣十二枚

上七味㕮咀，以水九升煮取三升，去滓，纳蜂蜜八合，微火上温，分四服，痢即止。一方用乌雌鸡一只，煮汁以煎药。

若曾伤九月胎者，当预服**猪肾汤方**

猪肾一具　白术四两　茯苓　桑寄生　干姜　干地黄　芎䓖各三两　麦冬一升　附子中者一枚　大豆三合

上十味㕮咀，以水一斗煮肾令熟，去肾，纳诸药，煎取三升半，分四服，日三夜一，十日更一剂。

妊娠十月，五脏俱备，六腑齐通，纳天地气于丹田，故使关节人神皆备，俟时而生。

妊娠一月始胚，二月始膏，三月始胞，四月形体成，五月能动，六月筋骨立，七月毛发生，八月藏腑具，九月谷气入胃，十月诸神备，日满即产矣。宜服滑胎药，入月即服。

养胎临月服，令滑易产，**丹参膏方**

丹参半斤　芎䓖　当归各三两　蜀椒五合，有热者以火麻仁五合代

上四味㕮咀，以清酒溲湿，停一宿，以成煎猪膏四升微火煎，膏色赤如血，膏成，新布绞去滓。每日取如枣许，纳酒中服之，不可逆服，至临月乃可服。旧用常验。

甘草散　令易生，母无疾病，未生一月日预服，过三十日行步动作如故，儿生堕地皆不自觉方。

甘草二两　大豆黄卷　黄芩一方用茯苓　干姜　桂心　火麻仁　大麦芽一方用粳米　吴茱萸各三两

上八味治下筛，酒服方寸匕，日三。暖水服亦得。

千金丸 主养胎，及产难颠倒，胞不出，服一丸。伤毁不下，产余病汗不出，烦满不止，气逆满，以酒服一丸，良。一名保生丸方。

甘草 贝母 花椒 干姜 桂心 黄芩 石斛 石膏 粳米一作糯米 大豆黄卷各六铢 当归十三铢 火麻仁三合

上十二味末之，蜜和丸如弹子大，每服一丸，日三，用枣汤下。一方用蒲黄一两。

治妊娠养胎令易产，蒸**大黄丸方**

大黄三十铢，蒸 枳实 芎䓖 白术 杏仁各十八铢 芍药 干姜 厚朴各十二铢 吴茱萸一两

上九味末之，蜜丸如梧桐子大，空腹酒下二丸，日三，不知稍加之。

滑胎令易产方

车前子一升 阿胶八两 滑石二两

上三味治下筛，饮服方寸匕，日再。至生月乃服，药利九窍，不可先服。

妊娠诸病第四

此篇有十章

胎动及数堕胎第一　方六首　灸法一首

治妊娠二三月，上至八九月，胎动不安，腰痛，已有所见方

艾叶　阿胶　芎䓖《肘后》不用芎　当归各三两　甘草一两

上五味㕮咀，以水八升煮取三升，去滓，纳胶令消，分三服，日三。

治妊娠胎动去血，腰腹痛方

芎䓖　当归　竹茹各三两　阿胶二两

上四味㕮咀，以水一斗半煮银二斤，取六升，去银，纳药煎取二升半，纳胶令烊，分三服，不瘥重作。一方用甘草二两。

治妊娠胎动不安，腹痛，**葱白汤方**

葱白切，一升　阿胶二两　当归　续断　芎䓖各三两

上五味㕮咀，以水一斗先煮银六七两，取七升，去银，纳药煎取二升半，下胶令烊，分三服，不瘥重作。

治妊娠胎动，昼夜叫呼，口噤唇搴，及下重痢不息方　艾叶㕮咀，以好酒五升煮取四升，去滓，更煎取一升服。

口闭者，格口灌之，药下即瘥。亦治妊娠腰痛及妊娠热病，并妊娠卒下血。

治妊娠六七月，胎不安，常服**旋覆花汤方**

旋覆花一两　厚朴　白术　黄芩　茯苓　枳实各三两　半夏　芍药　生姜各二两

上九味㕮咀，以水一斗煮取二升半，分五服，日三夜二，先食服。

治妊娠数堕胎方　赤小豆末酒服方寸匕，日二。亦治妊娠数月，月水尚来者。

又妊娠三月，灸膝下一寸，七壮。

漏胞第二　方四首

治妊娠下血如故，名曰漏胞，胞干便死方　生地黄半斤㕮咀，以清酒二升煮三沸，绞去滓，服之无时，能多服佳。姚大夫加黄雌鸡一头，治如食法。崔氏取鸡血和药中服。

治妊娠血下不止，名曰漏胞，血尽子死方　干地黄捣末，以三指撮酒服，不过三服。

又方　生地黄汁一升，以清酒四合煮三四沸，顿服之。不止，频服。

又方　干地黄四两　干姜二两

上二味治下筛，以酒服方寸匕，日再三服。

子烦第三　方二首

治妊娠常苦烦闷，此是子烦，**竹沥汤方**

竹沥一升　防风　黄芩　麦冬各三两　茯苓四两

上五味㕮咀，以水四升合竹沥煮取二升，分三服，不瘥再作。

又方　时时服竹沥，随多少，取瘥止。

心腹腰痛及胀满第四　方二十首

治妊娠心痛方　青竹茹一升以酒二升煮三两沸，顿服之。

又方　破生鸡子一枚和酒服之。

又方　竹茹一升　羊脂八两　蜂蜜三两

上三味合煎，食顷服如枣核大三枚，日三。

又方　蜜一升和井底泥，泥心下。

又方　烧枣二七枚末，尿服之，立愈。

治妊娠腹中痛方　生地黄三斤捣绞取汁，用清酒一升合煎减半，顿服。

又方　烧车缸脂，纳酒中服。亦治妊娠咳嗽，并难产三日不出。

又方　顿服一升蜜，良。

治妊娠腹中满痛入心，不得饮食方

白术六两　芍药四两　黄芩三两

上三味㕮咀，以水六升煮取三升，分三服，半日令药尽，微下水，令易生，月饮一剂为善。

治妊娠忽苦心腹痛方　烧盐令赤热，三指撮酒服之，立瘥。

治妊娠伤胎结血，心腹痛方　服小儿尿二升，顿服之，立瘥，大良。

治妊娠中恶，心腹痛方　新生鸡子二枚，破着杯中，以糯米粉和如粥，顿服。亦治妊娠卒胎动不安，或但腰痛，或胎转抢心，或下血不止。

又方　水三升洗夫靴，剔汁温服。

治妊娠中蛊，心腹痛方　烧败鼓皮，酒服方寸匕，须臾自呼蛊主姓名。

治妊娠腰痛方　大豆二升，以酒三升煮取二升，顿服之。亦治常人卒腰痛。

又方　火麻仁三升，以水五升煮取汁三升，分五服。亦治心痛。

又方　榆白皮三两　豉二两

上二味熟捣，蜜丸如桐梧子大，服二七丸。亦治心痛。

又方　烧牛屎焦末，水服方寸匕，日三服。

又方　地黄汁八合，酒五合合煎，分温服。

治妊娠胀满方　服秤锤酒良。烧之，淬酒中服。亦治妊娠卒下血。

伤寒第五　方十六首

治妊娠伤寒，头痛，壮热，肢节烦疼方

石膏八两　前胡　栀子仁　知母各四两　大青　黄芩各三两　葱白切，一升

上七味㕮咀，以水七升煮取二升半，去滓，分五服，相去如

人行七八里再服，不利。

治妊娠头痛，壮热，心烦呕吐，不下食方

生芦根一升　知母四两　竹茹三两　粳米五合

上四味㕮咀，以水五升煮取二升半，稍稍饮之，尽更作，瘥止。

治妊娠伤寒，服汤后头痛，壮热不歇，宜用**此拭汤方**

麻黄半斤　竹叶切，一升　石膏末三升

上三味，以水五升煮取一升，去滓，冷用以拭身体，又以故布搶头额胸心，燥则易之。患疟者，加恒山五两。

治妊娠伤寒方

葱白十茎　生姜二两，切

上二味，以水三升煮取一升半，顿服取汗。

治妊娠中风，寒热，腹中绞痛，不可针灸方　鲫鱼一头烧作灰，捣末，酒服方寸匕，取汗。

治妊娠遭时疾，令子不落方　取灶中黄土，水和涂脐，干复涂之。一方酒和涂方五寸。又泔清和涂之，并佳。

又方　犬尿泥涂腹，勿令干。

治妊娠热病方　车辖脂酒服，大良。

又方　葱白五两　豆豉二升

上二味，以水六升煮取二升，分二服，取汗。

又方　葱白一把，以水三升煮令熟，服之取汗，食葱令尽。亦主安胎。若胎已死者，须臾即出。

又方　水服伏龙肝一鸡子大。

又方　井底泥泥心下三寸，立愈。

又方　青羊屎涂腹上。

治大热烦闷者方　葛根汁二升，分三服。如人行五里，进一服。

又方　槐实烧灰，服方寸匕，酒和服。

又方　烧大枣七枚，末，酒和服。

疟病第六　方二首

治妊娠患疟汤方

恒山二两　甘草一两　黄芩三两　乌梅十四枚　石膏八两

上五味㕮咀，以酒水各一升半合渍药一宿，煮三四沸，去滓，初服六合，次服四合，后服二合，凡三服。

又方　恒山　竹叶各三两　石膏八两　粳米一百粒，崔氏《外台》作糯米，《集验》《救急》作秫米。

上四味㕮咀，以水六升煮取二升半，去滓，分三服。第一服取未发前一食顷服之，第二服取临欲发服之，余一服用以涂头额及胸前五心，药滓置头边。当一日勿进水及进饮食，过发后乃进粥食。

下血第七　方十一首

治妊娠忽暴下血数升，胎燥不动方

榆白皮三两　当归　生姜各二两　干地黄四两　葵子一升，《肘后》不用上五味㕮咀，以水五升煮取二升半，分三服，不瘥更作服之，甚良。

治妊娠卒惊奔走，或从高堕下，暴出血数升，**马通汤方**

马通汁一升　干地黄四两　当归三两　阿胶四两　艾叶三两

上五味㕮咀，以水五升煮取二升半，去滓，纳马通汁及胶令烊，分三服，不瘥重作。

治妊娠二三月，上至七八月，其人顿仆失踞，胎动不下，伤损，腰腹痛欲死，若有所见，及胎奔上抢心，短气，**胶艾汤方**

阿胶二两　艾叶三两　芎䓖　芍药　甘草　当归各二两　干地黄四两

上七味㕮咀，以水五升、好酒三升合煮取三升，去滓纳胶，更上火令消尽，分三服，日三，不瘥更作。

治妊娠卒下血方　葵子一升，以水五升煮取二升，分三服，瘥止。

又方　生地黄切一升，以酒五升煮取三升，分三服。亦治落身后血。

又方　葵根茎烧作灰，以酒服方寸匕，日三。

治妊娠僵仆失踞，胎动转上抢心，甚者血从口出，逆不得息，或注下血一斗五升，胎不出，子死则寒熨人腹中，急如产状，虚乏少气，困顿欲死，烦闷反复，服药母即得安，下血亦止，其当产者立生，**蟹爪汤方**

蟹爪一升　甘草　桂心各二尺　阿胶二两

上四味㕮咀，以东流水一斗煮取三升，去滓，纳胶烊尽，能为一服佳。不能者，食顷再服之。若口急不能饮者，格口灌之，药下便活也，与母俱生；若胎已死，独母活也。若不僵仆，平安妊娠无有所见，下血，服此汤即止。或云桂不安胎，亦未必尔。

治妊娠胎堕下血不止方　丹参十二两㕮咀，以清酒五升煮取三升，温服一升，日三。

又方　地黄汁和代赭末，服方寸匕。

又方　桑蝎虫矢烧灰，酒服方寸匕。

治半产下血不尽，苦来去烦满欲死，**香豉汤方**

香豉一升半，以水三升煮三沸，漉去滓，纳成末鹿角一方寸匕，顿服之，须臾血自下。鹿角烧亦得。

小便病第八　方十五首　灸法一首

治妊娠小便不利方

葵子一升　榆白皮一把，切

上二味，以水五升煮五沸，服一升，日三。

又方　葵子　茯苓各一两

上二味末之，以水服方寸匕，日三，小便利则止。仲景云：妊娠有水气，身重，小便不利，洒淅恶寒，起即头眩。

治妊娠患子淋方　葵子一升，以水三升煮取二升，分再服。

又方　葵根一把，以水三升煮取二升，分再服。

治妊娠小便不通利方　芜菁子十合为末，水和服方寸匕，日三服。

治妊娠尿血方　黍穰烧灰，酒服方寸匕，日三服。

治妇人无故尿血方　龙骨五两治下筛，酒服方寸匕，空腹服，日三，久者二十服愈。

又方　爪甲　血余炭

上二味并烧末等分，酒服方寸匕，日三，饮服亦得。

又方　鹿角屑　大豆黄卷　桂心各一两

上三味治下筛，酒服方寸匕，日三服。

又方　取夫爪甲烧作灰，酒服之。

又方　取故船上竹茹曝干，捣末，酒服方寸匕，日三，亦主遗尿。

治妇人遗尿不知出时方

白薇　芍药各一两

上二味治下筛，酒服方寸匕，日三。

又方　胡燕窠中草烧末，酒服半钱匕，亦治丈夫。

又方　白矾　牡蛎各二两

上二味治下筛，酒服方寸匕，亦治丈夫。

又方　烧遗尿人荐草灰，服之瘥。

又　灸横骨当阴门七壮。

下痢第九　方八首　灸法一首

治妊娠下痢方

石榴皮　黄芩　人参各三两　榉皮四两　粳米三合

上五味㕮咀，以水七升煮取二升半，分三服。

治妊娠患浓血赤滞，鱼脑白滞，脐腹绞痛不可忍者方

薤白切，一升　石榴皮二两　阿胶二两　黄蘗三两，《产宝》作黄连　地

榆四两

上五味㕮咀，以水七升煮取二升半，分三服，不瘥更作。

治妊娠下痢方

白杨皮一斤㕮咀，以水一大升煮取二小升，分三服。

又方　烧中衣带三寸，末，服之。

又方　羊脂如棋子大十枚，温酒一升，投中顿服之，日三。

治妊娠注下不止方

阿胶　艾叶　石榴皮各二两

上三味㕮咀，以水七升煮取二升，去滓，纳胶令烊，分三服。

治妊娠及产已寒热下痢方

黄连一升　栀子二十枚　黄蘖一斤

上三味㕮咀，以水五升渍一宿，煮三沸，服一升，一日一夜令尽。呕者，加陈皮一两、生姜二两。亦治丈夫常痢。

治妇人痢，欲痢辄先心痛腹胀满，日夜五六十行方

曲　石榴皮　黄蘖一作麦蘖　乌梅　黄连　艾各一两　防己二两　阿胶　干姜各三两　附子五两

上十味末之，蜜和丸，饮服如梧子大二十丸，日三，渐加至三十四十丸。

妇人水泻痢　灸气海百壮，三报。

水肿第十　方五首

治妊娠体肿有水气，心腹急满汤方

茯苓　白术各四两，崔氏无术　黄芩三两　旋覆花二两　杏仁三两

上五味㕮咀，以水六升煮取二升半，分三服。

治妊娠腹大，胎间有水气，**鲤鱼汤方**

鲤鱼一头，重二斤　白术五两　生姜三两　芍药　当归各三两　茯苓四两

上六味㕮咀，以水一斗二升先煮鱼熟，澄清取八升，纳药煎取三升，分五服。

治妊娠毒肿方　芜菁根净洗去皮，捣，醋和如薄泥，勿令有汁，猛火煮之二沸，适性薄肿，以帛急裹之，日再易，寒时温覆。非根时用子。若肿在咽中，取汁含咽之。

又方　烧犊牛屎，醋和敷之，干则易。亦可服方寸匕，日三。

治妊娠手脚皆肿挛急方

赤小豆五升　商陆根一斤，切

上二味，以水三斗煮取一斗，稍稍饮之，尽更作。一方加泽漆一斤。

产难第五

运闷附　论一首八条　方二十一首　针法一首

论曰：产妇虽是秽恶，然将痛之时，及未产已产，并不得令死丧污秽家人来视之，则生难。若已产者，则伤儿也。妇人产乳，忌反支月。若值此月，当在牛皮上，若灰上，勿令水血恶物着地，则杀人，及浣濯衣水皆以器盛，过此忌月乃止。凡生产不依产图，脱有犯触，于后母子皆死。若不至死，即母子俱病，庶事皆不称心。若能依图无所犯触，母即无病，子亦易养。凡欲产时，特忌多人瞻视，惟得三二人在旁待总，产讫乃可告语诸人也。若人众看之，无不难产耳。凡产妇第一不得忽忽忙迫。旁人极须稳审，皆不得预缓预急及忧悒，忧悒则难产。若腹痛，眼中火生，此儿回转，未即生也。儿出讫，一切人及母皆忌问是男是女。儿始落地，与新汲井水五咽，忌与暖汤物，勿令母看视秽污。凡产妇慎食热药热面，食常识此，饮食当如人肌温温也。凡欲临产时，必先脱寻常所着衣以笼灶头及灶口，令至密，即易产也。凡产难及子死腹中，并逆生与胞胎不出诸篇方可通检用之。

治产难，或半生，或胎不下，或子死腹中，或着脊，及坐草数日不产，血气上抢心，母面无颜色，气欲绝者方

成煎猪膏一升　蜂蜜一升　醇酒二升

上三味合煎取二升，分再服，不能再服，可随所能服之。治产后恶血不除，上抢心痛，烦急者，以地黄汁代醇酒。

治难产方

槐枝切，二升　瞿麦　通草各五两　牛膝四两　榆白皮切　火麻仁各一升

上六味㕮咀，以水一斗二升煮取三升半，分五服。

治难产累日，气力乏尽，不能得生，此是宿有病方

赤小豆二升　阿胶二两

上二味，以水九升煮豆令熟，去滓，纳胶令烊，一服五合，不觉更服，不过三服即出。

又方　槐子十四枚　蒲黄一合

上二味合纳酒中，温服，须臾不生，再服之，水服亦得。

又方　生地黄汁半升　生姜汁半升

上二味合煎熟，顿服之。

治难产，及日月未足而欲产者方　知母一两为末，蜜丸如兔屎，服一丸，痛不止，更服一丸。治产难方　吞皂荚子二枚。

治产难三日不出方　取鼠头烧作屑，井花水服方寸匕，日三。

又方　车轴脂，吞大豆许两丸。

又方　烧药杵令赤，纳酒中饮之。

又方　烧大刀环，以酒一杯沃之，顿服即出。救死不分娩者。

又方　烧药杵令赤，纳酒中饮之。

治难产方　取厕前已用草二七枚，烧作屑，水调服之。

又方　令夫唾妇口中二七过，立出。

难产　针两肩井，入一寸，泻之，须臾即分娩。

羚羊角散　治产后心闷，是血气上冲心方。羚羊角一枚烧作灰，下筛，以东流水服方寸匕。若未瘥，须臾再服。取闷瘥乃止。

又方　羖羊角烧作灰，以温酒服方寸匕，不瘥，须臾再服。《备急方》以治产难。

治产乳运绝方　半夏一两捣筛，丸如大豆，纳鼻孔中即愈。此是扁鹊法。

又方　神曲末水服方寸匕，亦治产难。

又方　赤小豆捣为散，东流水服方寸匕，不瘥更服。

又方　含酽醋潠面即愈。凡闷即潠之，愈。

又方　取酽醋和产血如枣许大，服之。

治心闷方　产后心闷，眼不得开，即当顶上取发如两指大，强以人牵之，眼即开。

子死腹中第六

得病须去胎附　论一首　方十七首

论曰：凡妇人产难死生之候：母面赤舌青者，儿死母活；母唇口青，口两边沫出者，母子俱死；母面青舌赤，口中沫出者，母死子活。

治动胎及产难子死腹中，并妊两儿，一死一生，令死者出，生胎安，神验方

蟹爪一升　甘草二尺　阿胶三两

上三味，以东流水一斗先煮二物，得三升，去滓，纳胶令烊，顿服之。不能，分再服。若人困，拗口纳药，药入即活。煎药作东向灶，用苇薪煮之。

治子死腹中不出方　以牛屎涂母腹上，立出。

治子死腹中方　取灶下黄土三指撮，以酒服之，立出。土当着儿头上出。亦治逆生及横生不出，手足先见者。

治胎死腹中**朱砂汤方**

熟朱砂一两　榆白皮切，一升

上二味，以苦酒三升煮取一升，顿服，死胎立出。

又方　服水银三两，立出。

又方　三家鸡卵各一枚，三家盐各一撮，三家水各一升，合煮，令产妇东向饮之，立出。

又方　取夫尿二升煮令沸，饮之。

又方　吞槐子二七枚，亦治逆生。

又方　醋二升，拗口开灌之，即出。

治产难子死腹中方　瞿麦一斤，以水八升煮取一升，服一升，不出再服。

治胎死腹中，干燥着背方

葵子一升　阿胶五两

上二味，以水五升煮取二升，顿服之，未出再煮服。

治妊娠未足月，而胎猝死不出，其母欲死方　以苦酒浓煮大豆，一服一升，死胎立出，不能顿服，分再服。

一方用醇酒煮大豆，亦治积聚成瘕。

治妊娠胎死腹中，若子生胞衣不出，腹中引腰背痛方

甘草一尺　蒲黄二合　筒桂四寸　香豉二升　鸡子一枚

上五味，以水六升煮取一升，顿服之，胎胞秽恶尽去，大良。

治妊娠得病须去胎方　以鸡子一枚，盐三指撮和服，立下。此与阮河南疗难产同。

又方　麦芽一升，末，和蜜一升，服之立下。

又方　七月七日神曲三升，醋一升煮两沸，宿不食，旦顿服即下。

又方　大麦曲五升，酒一斗煮三沸，去滓，分五服，令尽，当宿勿食，其子如糜，令母肥盛无疾苦，千金不传。

逆生第七

论一首　方十四首

论曰：凡产难，或儿横生侧生，或手足先出，可以针锥刺儿手足，入一二分许，儿得痛，惊转即缩，自当回顺也。

治逆生方　以盐涂儿足底，又可急搔之，并以盐摩产妇腹上，即愈。

又方　以盐和粉涂儿足下，即顺。《子母秘录》云：盐和胡粉。

又方　梁上尘取如弹丸许二枚，治末，三指撮温酒服之。

治逆生及横生不出，手足先见者　烧蛇蜕皮，末，服一刀圭，亦云三指撮，面向东，酒服即顺。

又方　以蝉蜕二枚治为末，三指撮温酒服。崔氏、《外台》《子母秘录》作弹丸二枚，为末，酒服。

又方　取夫阴毛二七茎烧，以猪膏和丸如大豆吞之，儿手即持丸出，神验。

又方　蛇蜕皮烧灰，猪膏和丸，东向服。

又方　以手中指取釜底墨，交画儿足下，即顺生。

又方　取父名书儿足下，即顺生。

治横生及足先出者方　取梁上尘、灶突墨，酒服之。

又方　取车釭中脂，书儿足下及掌中。

治纵横生不可出者方　菟丝子末，酒若米汁服方寸匕，即生。车前子亦好，服如上法。

又方　水若酒服灶突黑尘。

治产时子但趋谷道者方　熬盐熨之自止。

胞衣不出第八

方二十二首

治产儿胞衣不出，令胞烂，**牛膝汤方**

牛膝　瞿麦各一两　滑石二两，一方用桂心一两　当归　通草各一两半　葵子半升

上六味㕮咀，以水九升煮取三升，分三服。

治产难胞衣不出，横倒者，及儿死腹中，母气欲绝方

半夏　白蔹各二两

上二味治下筛，服方寸匕，小难一服，横生二服，倒生三服，儿死四服。亦可加代赭瞿麦各二两为佳。

治胎死腹中，若母病欲下之方　取榆白皮细切，煮汁三升，服之即下，难生者亦佳。

又方　牛膝三两　葵子一升

上二味，以水七升煮取三升，分三服。

又方　生地黄汁一升、苦酒三合，令暖服之，不能顿服，分再服亦得。

又方　泽兰叶三两　滑石五合　生麻油二合

上三味，以水一升半煮泽兰，取七合，去滓，纳麻油滑石，

顿服之。

治胞衣不出方　取小麦合赤小豆，煮令浓，饮其汁，立出。亦治横逆生者。

治逆生胎不出方　取灶屋上墨，以酒煮一两沸，取汁服。

治胞衣不出方　取瓜瓣二七枚，服之立出，良。

又方　苦酒服朱砂一两。

又方　服蒲黄如枣许，以井花水。

又方　生男吞赤小豆七枚，生女者十四枚，即出。

又方　取水煮弓弩弦，饮其汁五合，即出。亦可烧灰，酒和服。

又方　鸡子一枚，苦酒一合，和饮之，即出。

又方　墨三寸末之，酒服。

又方　取宅中所埋柱楀出，取坎底当柱下土大如鸡子，酒和服之，良。

治产后胞不时出方　井底土如鸡子中黄，以井花水和服之，立出。

又方　取井中黄土，丸如梧桐子，吞之立出。又治儿不出。

治子死腹中，若衣不出，欲上抢心方　急取蚁蛭土三升，熬之令热，囊盛熨心下，令胎不得上抢心，甚良。

又方　末灶突中墨三指撮，以水若酒服之，立出，当着儿头生。

又方　取炊蔽当户前烧，服之。

又方　取夫内衣盖井上，立出。

下乳第九

方二十一首

治妇人乳无汁，**钟乳汤方**

石钟乳　白石脂各六铢　通草十二铢　桔梗半两、切　硝石六铢，一方用滑石

上五味㕮咀，以水五升煮三沸，三上三下，去滓，纳消石令烊，分服。

治妇人乳无汁，**漏芦汤方**

漏芦　通草各二两　石钟乳一两　黍米一升

上四味㕮咀，米泔宿渍，揩挞取汁三升，煮药三沸，去滓，作饮饮之，日三。

治妇人乳无汁，单行石膏汤方　石膏四两研，以水二升煮三沸，稍稍服，一日令尽。

又方　通草　石钟乳

上二味各等分，末，粥饮服方寸匕，日三。后可兼养两儿。通草黄心者是，勿取羊桃根色黄，无益。　一方二味，酒五升渍一宿，明旦煮沸，去滓，服一升，日三，夏冷服，冬温服。

治妇人乳无汁，**麦冬散方**

麦冬　石钟乳　通草　理石

上四味各等分，治下筛，先食，酒服方寸匕，日三。

治妇人乳无汁，**漏芦散方**

漏芦半两　石钟乳　瓜蒌根各一两　蛴螬三合

上四味治下筛，先食，糖水服方寸匕，日三。

又方　麦冬　通草　理石　石钟乳　土瓜根　大枣　蛴螬

上七味等分，治下筛，食毕用酒服方寸匕，日三。

治乳无汁方

石钟乳四两　甘草二两，一方不用　漏芦三两　通草　瓜蒌根各五两

上五味㕮咀，以水一斗煮取三升，分三服。一云用瓜蒌实一枚。

又方　母猪蹄一具，粗切，以水二斗煮熟，得五六升汁饮之，不出更作。

又方　猪蹄二枚，熟炙，捶碎　通草八两，细切

上二味，以清酒一斗浸之，稍稍饮尽，不出更作。《外台》猪蹄不炙，以水一斗煮取四升，入酒四升，更煮饮之。

又方　瓜蒌根切一升，酒四升煮三沸，去滓，分三服。

又方　取瓜蒌子尚青色大者一枚，熟捣，以白酒一斗煮取四升，去滓。温服一升，日三。黄色小者，用二枚亦好。

又方　石钟乳　通草各一两　漏芦半两　桂心　甘草　瓜蒌根各六铢

上六味治下筛，酒服方寸匕，日三，最验。

又方　石钟乳　漏芦各二两

上二味治下筛，饮服方寸匕，即下。

又方　烧鲤鱼头，末，酒服三指撮。

又方　烧死鼠作屑，酒服方寸匕，日三，立下。勿令知。

下乳汁**鲫鱼汤方**

鲫鱼长七寸　猪肪半斤　漏芦　石钟乳各八两

上四味切，猪肪鱼不须洗治，以清酒一斗二升合煮，鱼熟药成，绞去滓，适寒温，分五服，乳即下。饮其间相去须臾一饮，令药力相及。

治妇人乳无汁，**单行鬼箭汤方**　鬼箭五两，以水六升煮取四升，一服八合，日三。亦可烧作灰，水服方寸匕，日三。

治妇人乳无汁方

瓜蒌根三两　石钟乳四两　漏芦三两　白头翁一两　滑石　通草各二两

上六味治下筛，以酒服方寸匕，日三。

治妇人乳无汁**甘草散方**

甘草一两　通草三十铢　石钟乳三十铢　云母二两半　屋上散草二把，烧成灰

上五味治下筛，食后，温漏芦汤服方寸匕，日三，乳下止。

又方　土瓜根治下筛，服半钱匕，日三，乳如流水。

卷第三　妇人方中

虚损第一

盗汗附　论一首三条　方二十一首

论曰：凡妇人非止临产须忧，至于产后，大须将慎，危笃之至，其在于斯。勿以产时无他，乃纵心恣意，无所不犯。犯时微若秋毫，感病广于嵩岱，何则？产后之病，难治于余病也。妇人产讫，五脏虚羸，惟得将补，不可转泻。若其有病，不须驶药。若行驶药，转更增虚，就中更虚，向生路远。所以妇人产后百日以来，极须殷勤忧畏，勿纵心犯触，及即便行房。若有所犯，必身反强直，犹如角弓反张，名曰蓐风，则是其犯候也。若似角弓，命同转烛，凡百女人，宜好思之。苟或在微不慎，戏笑作病，一朝困卧，控告无所。纵多出财宝，遍处求医，医者未必解此。纵得医来，大命已去，何处追寻。学者于此一方，大须精熟，不可同于常方耳。特忌上厕便利，宜室中盆上佳。凡产后满百日，乃可合会。不尔，至死虚羸，百病滋长，慎之。凡妇人皆患风气，脐下虚冷，莫不由此早行房故也。凡产后七日内，恶血未尽，不可服汤，候脐下块散，乃进羊肉汤。有痛甚切者，不在此例。后两三日消息，可服泽兰丸。比至满月，丸尽为佳。不尔，虚损不可平复也。全极消瘦不可救者，服五石吊兰丸。凡在蓐，须服泽兰丸补之，服法必七日外，不得早服也。凡妇人因暑月产乳取凉太多得风冷，腹中积聚，百病竞起，迄至于老，百方治不能瘥，桃仁煎主之，出蓐后服之。妇人纵令无病，每至秋冬须服一两剂，以至年内常将服之佳。

亦产讫可服**四顺理中丸方**

甘草二两　人参　白术　干姜各一两

上四味为末，蜜和丸如梧子，服十丸，稍增至二十丸。新生脏虚，此所以养脏气也。

桃仁煎　治妇人产后百疾，诸气补益悦泽方。桃仁一千二百枚捣令细熟，以上好酒一斗五升研滤三四遍，如作麦粥法，以极细为佳，纳长颈瓷瓶中，密塞以面封之，纳汤中煮一伏时不停火，亦勿令火猛，使瓶口常出在汤上，无令没之，熟讫出，温酒服一合，日再服，丈夫亦可服之。

治妇人虚羸短气，胸逆满闷。风气，**石斛地黄煎方**

石斛四两　生地黄汁八升　桃仁半升　桂心二两　甘草四两　大黄八两　紫菀四两　麦冬二升　茯苓一斤　淳酒八升

上十味为末，于铜器中炭火上熬，纳鹿角胶一斤，耗得一斗，次纳饴三斤，蜂蜜三升和调，更于铜器中釜上煎微耗，以生竹搅，无令着，耗令相得药成，先食，酒服如弹子一丸，日三，不知稍加至二丸。一方用人参三两。

治妇人产后欲令肥白，饮食平调，**地黄羊脂煎方**

生地黄汁一斗　生姜汁五升　羊脂二斤　蜂蜜五升

上四味先煎地黄令得五升，次纳羊脂合煎减半，纳姜汁复煎令减，合蜜着铜器中，煎如饴，取鸡子大一枚投热酒中服，日三。

地黄酒 治产后百病，未产前一月当预酿之，产讫蓐中服之方。

地黄汁一升 好曲一斗 好米二升

上三味先以地黄汁渍曲令发，准家法酝之至熟，封七日，取清服之。常使酒气相接，勿令断绝。慎蒜生冷醋滑猪鸡鱼。一切妇人皆须服之。但夏三月热不可合，春秋冬并得合服。地黄并滓纳米中炊合用之，一石十石一准此一升为率。先服羊肉当归汤三剂，乃服之佳。

治产后虚羸喘乏，白汗出，腹中绞痛，**羊肉汤方**

肥羊肉三斤，去脂 当归一两，姚氏用葱白 桂心二两 芍药四两，《子母秘录》作葱白 甘草二两 生姜四两 芎䓖三两，《子母秘录》作豉一升 干地黄五两

上八味㕮咀，以水一斗半先煮肉，取七升，去肉，纳余药，煮取三升，去滓。分三服，不瘥重作。《千金翼》有葱白一斤。《子母秘录》：若胸中微热，加黄芩麦冬各一两；头痛，加石膏一两；中风，加防风一两；大便不利，加大黄一两；小便难，加葵子一两；上气咳逆，加五味子一两。

治产后虚羸喘乏，乍寒乍热，病如疟状，名为蓐劳，**猪肾汤方**

猪肾一具，去脂，四破，无则用羊肾代 香豉绵裹 白粳米 葱白各一斗

上四味以水三斗煮取五升，去滓，任情服之，不瘥更作。《广济方》有人参当归各二两，为六味。

羊肉黄芪汤 治产后虚乏，补益方。

羊肉三斤 黄芪三两 大枣三十枚 茯苓 甘草 当归 桂心

芍药　麦冬　干地黄各一两

上十味㕮咀，以水二斗煮羊肉，取一斗，去肉，纳诸药，煎取三升，去滓。分三服，日三。

鹿肉汤　治产后虚羸，劳损，补乏方。

鹿肉四斤　干地黄　甘草　芎䓖各三两　人参　当归各二两　黄芪　芍药　麦冬　茯苓各二两　半夏一升　大枣二十枚　生姜二两

上十三味㕮咀，以水二斗五升煮肉，取一斗三升，去肉纳药，煎取五升，去滓。分四服，日三夜一。

治产后虚乏，五劳七伤，虚损不足，藏腑冷热不调，**獐骨汤方**

獐骨一具　远志　黄芪　芍药　干姜　防风　茯苓一作茯神　厚朴各三两　当归　陈皮　甘草　独活　芎䓖各二两　桂心　生姜各四两

上十五味㕮咀，以水三斗煮獐骨，取二斗，去骨纳药，煎取五升，去滓，分五服。

当归芍药汤　治产后虚损，逆害饮食方。

当归一两半　芍药　人参　桂心　生姜　甘草各一两　大枣二十枚　干地黄一两

上八味㕮咀，以水七升煮取三升，去滓。分三服，日三。

治产后气虚，**杏仁汤方**

杏仁　陈皮　白前　人参各三两　桂心四两　苏叶　半夏各一升　生姜十两　麦冬一两

上九味㕮咀，以水一斗二升煮取三升半，去滓，分五服。

治产后上气，及妇人贲豚气，积劳脏气不足，胸中烦躁，关

元以下如怀五千钱状方

厚朴　桂心　当归　细辛　芍药　石膏各三两　甘草　黄芩　泽泻各二两　吴茱萸五两，《千金翼》作大黄　干地黄四两　桔梗三两　干姜一两

上十三味㕮咀，以水一斗二升煮取三升，去滓，分三服，服三剂佳。

治产后七伤虚损，少气不足，并主肾劳寒冷，补益气，**乳蜜汤方**

牛乳七升，无则用羊乳　蜂蜜一升半　当归　人参　独活各三两　大枣二十枚　甘草　桂心各二两

上八味㕮咀，诸药以乳蜜中煮取三升，去滓，分四服。

治产后虚冷七伤，时寒热，体痛乏力，补肾并治百病，**五石汤方**

紫石英　钟乳　白石英　赤石脂　石膏　茯苓　白术　桂心　芎䓖　甘草各二两　薤白六两　人参　当归各三两　生姜八两　大枣二十枚

上十五味，五石并末之，诸药各㕮咀，以水一斗二升煮取三升六合，去滓，分六服。若中风，加葛根独活各二两；下痢，加龙骨一两。

三石汤　主病如前方。

紫石英二两　白石英二两半　钟乳二两半　生姜　当归　人参　甘草各二两　茯苓　干地黄　桂心各三两　半夏五两　大枣十五枚

上十二味，三石末之，㕮咀诸药，以水一斗二升煮取三升，去滓，分四服。若中风，加葛根四两。

内补黄芪汤　主妇人七伤，身体疼痛，小腹急满，面目黄黑，不能饮食，并诸虚乏不足少气，心悸不安方。

黄芪　当归　芍药　干地黄　半夏各三两　茯苓　人参　桂心　远志　麦冬　甘草　五味子　白术　泽泻各二两　干姜四两　大枣三十枚

上十六味㕮咀，以水一斗半煮取三升，去滓。一服五合，日三夜一服。

治产后虚羸，盗汗，涩涩恶寒，吴茱萸汤方　吴茱萸三两以清酒三升渍一宿，煮如蚁鼻沸，减得二升许，中分之，顿服一升，日再，间日再作服。亦治产后腹中疾痛。

治产后体虚，寒热，自汗出，**猪膏煎方**

猪膏一升　清酒五合　生姜汁　蜂蜜各一升

上四味煎令调和，五上五下膏成。随意以酒服方寸匕。当炭火上熬。

鲤鱼汤　治妇人体虚，流汗不止，或时盗汗方。

鲤鱼二斤　葱白切，一升　豉一升　干姜　桂心各二两

上五味㕮咀四物，以水一斗煮鱼，取六升，去鱼，纳诸药，微火煮取二升，去滓，分再服，取微汗即愈。勿用生鱼。

治产后风虚，汗出不止，小便难，四肢微急难以屈伸者，**桂枝加附子汤方**

桂枝　芍药各三两　甘草一两半　附子二枚　生姜三两　大枣十二枚

上六味㕮咀，以水七升煎取三升，分为三服。

虚烦第二

方十一首

薤白汤　治产后胸中烦热逆气方。

薤白　半夏　甘草　人参　知母各二两　石膏四两　瓜蒌根三两　麦冬半升

上八味㕮咀，以水一斗三升煮取四升，去滓。分五服，日三夜二。热甚，即加石膏知母各一两。

竹根汤　治产后虚烦方。甘竹根细切一斗五升，以水二斗煮取七升，去滓，内小麦二升、大枣二十枚，复煮麦熟三四沸，纳甘草一两、麦冬一升，汤成去滓。服五合，不瘥更服取瘥，短气亦服之。

人参当归汤　治产后烦闷不安方。

人参　当归　麦冬　干地黄　桂心各一两　大枣二十枚　粳米一升　淡竹叶三升　芍药四两

上九味㕮咀，以水一斗二升先煮竹叶及米，取八升，去滓，纳药煮取三升，去滓，分三服。若烦闷不安者，当取豉一升，以水三升煮取一升，尽服之，甚良。

甘竹茹汤　治产后内虚，烦热，短气方。

甘竹茹一升　人参　茯苓　甘草各一两　黄芩三两

上五味㕮咀，以水六升煮取二升，去滓，分三服，日三。

知母汤　治产后乍寒乍热，通身温壮，胸心烦闷方。

知母三两　芍药　黄芩各二两　桂心　甘草各一两

上五味㕮咀，以水五升煮取二升半，分三服。一方不用桂心，加生地黄。

竹叶汤　治产后心中烦闷不解方。

生淡竹叶　麦冬各一升　甘草二两　生姜　茯苓各三两　大枣十四枚，《产宝》用石膏三两　小麦三合

上七味㕮咀，以水一斗先煮竹叶小麦，取八升，纳诸药煮取三升，去滓，分三服。若心中虚悸者，加人参二两；其人食少无谷气者，加粳米五合；气逆者，加半夏二两。

淡竹茹汤　治产后虚烦，头痛，短气欲绝，心中闷乱不解，必效方。

生淡竹茹一升　麦冬五合　甘草一两　小麦五合　生姜三两，《产宝》用干葛　大枣十四枚，《产宝》用石膏三两

上六味㕮咀，以水一斗煮竹茹小麦，取八升，去滓，乃纳诸药，煮取一升，去滓。分二服，羸人分作三服。若有人参入一两；若无人参，纳茯苓一两半亦佳。人参茯苓皆治心烦闷及心虚惊悸，安定精神。有则为良，无自依方服一剂，不瘥更作。若气逆者，加半夏二两。

赤小豆散　治产后烦闷，不能食，虚满方。赤小豆三七枚烧作末，以冷水和，顿服之。

治产后烦闷，蒲黄散方　蒲黄以东流水和方寸匕服，极良。

蜀漆汤 治产后虚热往来，心胸烦满，骨节疼痛，及头痛壮热，晡时辄甚，又如微疟方。

蜀漆叶一两 黄芪五两 桂心 甘草 黄芩各一两 知母 芍药各二两 生地黄一斤

上八味㕮咀，以水一斗煮取三升，分三服。此汤治寒热，不伤人。

芍药汤 治产后虚热头痛方。

白芍 干地黄 牡蛎各五两 桂心三两

上四味㕮咀，以水一斗煮取二升半，去滓，分三服，日三。此汤不伤损人，无毒。亦治腹中拘急痛。若通身发热，加黄芩二两。

中风第三

心虚惊悸附　论一首　方三十首

论曰：凡产后角弓反张，及诸风病，不得用毒药，惟宜单行一两味，亦不得大发汗，特忌转泻吐利，必死无疑。大豆紫汤，产后大善，治产后百病，及中风痱痉，或背强口噤，或但烦热苦渴，或头身皆重，或身痒，剧者呕逆直视。此皆因虚风冷湿，及劳伤所为。

大豆紫汤方

大豆五升　清酒一斗

上二味，以铁铛猛火熬豆，令极热焦烟出，以酒沃之，去滓。服一升，日夜数过，服之尽，更合，小汗则愈。一以去风，二则消血结。如妊娠伤折，胎死在腹中三日，服此酒即瘥。

治产后百日，中风痉，口噤不开，并治血气痛，劳伤，补肾，**独活紫汤方**

独活一斤　大豆五升　酒一斗三升

上三味，先以酒渍独活再宿，若急须，微火煮之，令减三升，去滓，别熬大豆极焦使烟出，以独活酒沃之，去豆。服一升，日三夜二。

小独活汤 治如前状方。

独活八两 葛根六两 甘草二两 生姜六两

上四味㕮咀，以水九升煮取三升，去滓，分四服，微汗佳。

甘草汤 治在蓐中风，背强不得转动，名曰风痉方。

甘草 干地黄 麦冬 麻黄各二两 芎䓖 瓜蒌根 黄芩各三两 杏仁五十枚 葛根半斤

上九味㕮咀，以水一斗五升、酒五升合煮葛根取八升，去滓，纳诸药，煮取三升，去滓，分再服，一剂不瘥，更合良。《千金翼》、崔氏有前胡三两。

独活汤 治产后中风，口噤不能言方。

独活五两 防风 秦艽 桂心 白术 甘草 当归 附子各二两 葛根三两 生姜五两 防己一两

上十一味㕮咀，以水一斗二升煮取三升，去滓，分三服。

鸡粪酒 主产后中风及百病，并男子中一切风，神效方。

鸡粪一升，熬令黄 乌豆一升，熬令声绝，勿焦

上二味，以清酒三升半先淋鸡粪，次淋豆取汁。一服一升，温服取汗。病重者，凡四五日服之，无不愈。

治产后中风，发热面正赤，喘气头痛，**竹叶汤方**

淡竹叶一握 葛根三两 防风二两 桔梗 甘草 人参各一两 大附子一枚 生姜五两 大枣十五枚 桂心一两

上十味㕮咀，以水一斗煮取二升半，去滓。分三服，日三，温覆使汗出。若颈项强者，用大附子；若呕者，加半夏四两。

防风汤 治产后中风，背急短气方。《千金翼》作里急短气。

防风五两 当归 芍药 人参 甘草 干姜各二两 独活 葛

根各五两

上八味㕮咀，以水九升煮取三升，去滓，分三服，日三。

鹿肉汤　治产后风虚头痛，壮热言语邪僻方。

鹿肉三斤　芍药三两　半夏一升　干地黄二两　独活三两　生姜六两　桂心　芎䓖各一两　甘草　阿胶各一两　人参　茯苓各四两，《千金翼》作茯神　秦艽　黄芩　黄芪各三两

上十五味㕮咀，以水二斗煮肉，得一斗二升，去肉纳药，煎取三升，去滓，纳胶令烊。分四服，日三夜一。

治产后中风，**独活酒方**

独活一斤　桂心三两　秦艽五两

上三味㕮咀，以酒一斗半渍三日，饮五合，稍加至一升，不能多饮，随性服。

大豆汤　主产后卒中风，发病倒闷不知人，及妊娠挟风，兼治在蓐诸疾方。

大豆五升，炒令微焦　葛根　独活各八两　防己六两

上四味㕮咀，以酒一斗二升煮豆取八升，去滓纳药，煮取四升，去滓。分六服，日四夜二。

五石汤　主产后卒中风，发疾口噤，倒闷吐沫，瘛疭，眩冒，不知人，及湿痹缓弱，身体痉，妊娠百病方。

钟乳　赤石脂　石膏　白石英各二两　紫石英三两　牡蛎　人参　黄芩　白术　甘草　瓜蒌根　芎䓖　桂心　防己　当归　干姜各二两　独活三两　葛根四两

上十八味，末五石，㕮咀诸药，以水一斗四升煮取三升半，分五服，日三夜二。一方有滑石石膏各二两，枣二十枚。

四石汤 治产后卒中风，发疾口噤，瘛疭，闷满，不知人，并缓急诸风毒痹，身体痉强，及挟胎中风，妇人百病方。

紫石英 白石英 石膏 赤石脂各三两 独活 生姜各六两 葛根四两 桂心 芎䓖 甘草 芍药 黄芩各二两

上十二味㕮咀，以水一斗二升煮取三升半，去滓。分五服，日三夜二。

治妇人在蓐得风，盖四肢苦烦热，皆自发露所为。若头痛，与小柴胡汤；头不痛但烦热，与三物黄芩汤。

小柴胡汤方

柴胡半斤 黄芩 人参 甘草各三两 生姜二两 大枣十二枚 半夏半升

上七味㕮咀，以水一斗二升煮取六升，去滓。服一升，日三服。

三物黄芩汤方

黄芩 苦参各二两 干地黄四两

上三味㕮咀，以水八升煮取二升，去滓。适寒温服一升，日二，多吐下虫。

治产后腹中伤绝，寒热恍惚，狂言见鬼，此病中风内绝，脏气虚所为，**甘草汤方**

甘草 芍药各五两 通草三两，《产宝》用当归 羊肉三斤

上四味㕮咀，以水一斗六升煮肉，取一斗，去肉纳药，煮取六升，去滓。分五服，日三夜二。

羊肉汤 治产后中风，久绝不产，月水不利，乍赤乍白，及男子虚劳冷盛方。

羊肉二斤　成择大蒜去皮，切，三升　香豉各三升

上三味以水一斗三升煮取五升，去滓，纳酥一升，更煮取三升，分温三服。

葛根汤　治产后中风，口噤痉痹，气息迫急，眩冒困顿，并产后诸疾方。

葛根　生姜各六两　独活四两　当归三两　甘草　桂心　茯苓　石膏　人参　白术　芎䓖　防风各二两

上十二味㕮咀，以水一斗二升煮取三升，去滓。分三服，日三。

治产后中风，**防风酒方**

防风　独活各一斤　女萎　桂心各二两　茵芋一两　石斛五两

上六味㕮咀，以酒二斗渍三宿，初服一合，稍加至三四合，日三。

治产后中风，**木防己膏方**

木防己半斤　茵芋五两

上二味㕮咀，以苦酒九升渍一宿，猪膏四升煎三上三下膏成，炙手摩千遍，瘥。

治产后中柔风，举体疼痛，自汗出者，及余百疾方

独活八两　当归四两

上二味㕮咀，以酒八升煮取四升，去滓。分四服，日三夜一，取微汗。葛氏单用独活。《小品》加当归。若上气者，加桂心二两，不瘥更作。

治产后中风流肿，**浴汤方**

盐五升，熬令赤　鸡毛一把，烧作灰

上二味以水一石煮盐作汤，纳鸡毛灰着汤中，适冷暖以浴，大良。又浴妇人阴冷肿痛。凡风肿面欲裂破者，以紫汤一服瘥，神效。紫汤是炒黑豆作者。

治产后中风，头面手臂通满方　大豆三升，以水六升煮取一升半，去豆澄清，更煎取一升，纳白术八两，附子三两，独活三两，生姜八两，添水一斗，煎取五升，纳好酒五升，合煎取五升，去滓。分五服，日三夜二，间粥，频服三剂。

茯神汤　治产后忽苦心中忡悸，或志意不定，恍恍惚惚，言语错谬，心虚所致方。

茯神四两　人参　茯苓各三两　芍药　甘草　当归　桂心各一两　生姜八两　大枣三十枚

上九味㕮咀，以水一斗煮取三升，去滓。分三服，日三，甚良。

远志汤　治产后忽苦心中忡悸不定，志意不安，言语错误，惚惚愦愦，情不自觉方。

远志　麦冬　人参　甘草　当归　桂心各二两　芍药一两　茯苓五两　生姜六两　大枣二十枚

上十味㕮咀，以水一斗煮取三升，去滓。分三服，日三，羸者分四服。产后得此，正是心虚所致。无当归，用芎䓖。若其人心胸中逆气，加半夏三两。

茯苓汤　治产后暴苦心悸不定，言语谬错，恍恍惚惚，心中愦愦，此皆心虚所致方。

茯苓五两　甘草　芍药　桂心各二两　生姜六两　当归二两　麦冬一升　大枣三十枚

上八味㕮咀，以水一斗煮取三升，去滓。分三服，日三。无当归，可用芎䓖。若苦心志　不定，加人参二两，亦可纳远志二两；若苦烦闷短气，加生竹叶一升，先以水一斗三升煮竹叶，取一斗，纳药；若有微风，加独活三两，麻黄二两，桂心二两，用水一斗五升；若颈强苦急，背髆强者，加独活葛根各三两，麻黄桂心各二两，生姜八两，用水一斗半。

安心汤　治产后心忡悸不定，恍恍惚惚，不自知觉，言语错误，虚烦短气，志意不定，此是心虚所致方。

远志　甘草各二两　人参　茯神　当归　芍药各三两　麦冬一升　大枣三十枚

上八味㕮咀，以水一斗煮取三升，去滓。分三服，日三。若苦虚烦短气者，加淡竹叶二升，水一斗二升煮竹叶，取一斗，纳药。若胸中少气者，益甘草为三两善。

甘草丸　治产后心虚不足，虚悸，心神不安，吸吸乏气，或若恍恍惚惚，不自觉知者方。

甘草　远志　菖蒲各三两　人参　麦冬　干姜　茯苓各二两　泽泻　桂心各一两　大枣五十枚

上十味末之，蜜丸如大豆。酒服二十丸，日四五服，夜再服，不知稍加。若无泽泻，以白术代之；若胸中冷，增干姜。

人参丸　治产后大虚心悸，志意不安，不自觉，恍惚恐畏，夜不得眠，虚烦少气方。

人参　甘草　茯苓各三两　麦冬　菖蒲　泽泻　山药　干姜各二两　桂心一两　大枣五十枚

上十味末之，以蜜枣膏和丸如梧子。未食酒服二十丸，日三夜一，不知稍增。若有远志，纳二两为善。若风气，纳当归独活三两，亦治男子虚损心悸。

大远志丸 治产后心虚不足，心下虚悸，志意不安，恍恍惚惚，腹中拘急痛，夜卧不安，胸中吸吸少气，内补伤损，益气，安定心神，亦治虚损方。

远志 甘草 茯苓 麦冬 人参 当归 白术 泽泻 独活 菖蒲各三两 山药 阿胶各二两 干姜四两 干地黄五两 桂心三两

上十五味末之，蜜和如大豆。未食温酒服二十丸，日三，不知稍增至五十丸。若太虚，身体冷，少津液，加钟乳三两为善。

心腹痛第四

方二十六首

蜀椒汤　治产后心痛，此大寒冷所为方。

蜀椒二合　芍药一两　当归　半夏　甘草　桂心　人参　茯苓各二两　蜜一升　生姜汁五合

上十味㕮咀，以水九升煮椒令沸，然后纳诸药煮取二升半，去滓，纳姜汁及蜜煎取三升，一服五合，渐加至六合，禁勿冷食。

大岩蜜汤　治产后心痛方。

干地黄　当归　独活　甘草　芍药　桂心　细辛　小草各二两　吴茱萸一升　干姜三两

上十味㕮咀，以水九升煮取三升，纳蜜五合重煮，分三服，日三。胡洽不用独活、桂心、甘草。《千金翼》不用蜜。

干地黄汤　治产后两胁满痛，兼除百病方。

干地黄　芍药各三两　当归　蒲黄各二两　生姜五两　桂心六两　甘草一两　大枣二十枚

上八味㕮咀，以水一斗煮取二升半，去滓，分服，日三。

治产后苦少腹痛，**芍药汤方**

芍药六两　桂心　生姜各三两　甘草二两　胶饴八两　大枣十二枚

上六味㕮咀，以水七升煮取四升，去滓，纳胶饴令烊，分三服，日三。

当归汤　治妇人寒疝，虚劳不足，若产后腹中绞痛方。

当归二两　生姜五两　芍药二两，《子母秘录》作甘草　羊肉一斤

上四味㕮咀，以水八升煮羊肉熟，取汁煎药得三升，适寒温服七合，日三。《金匮要略》、胡洽不用芍药，名小羊肉汤。

治产后腹中疾痛，**桃仁芍药汤方**

桃仁半升　芍药　芎䓖　当归　干漆　桂心　甘草各二两

上七味㕮咀，以水八升煮取三升，分三服。

羊肉汤　治产后及伤身，大虚上气，腹痛兼微风方。

肥羊肉二斤，如无用獐鹿肉　茯苓　黄芪　干姜各三两　甘草　独活　桂心　人参各二两　麦冬七合　生地黄五两　大枣十二枚

上十一味㕮咀，以水二斗煮肉，取一斗，去肉纳药，煮取三升半，去滓。分四服，日三夜一。《千金翼》无干姜。

羊肉当归汤　治产后腹中心下切痛，不能食，往来寒热，若中风乏气力方。

羊肉三斤　当归　黄芩《肘后》用黄芪　芎䓖　防风《肘后》用人参　甘草各二两　芍药三两　生姜四两

上八味㕮咀，以水一斗二升先煮肉熟，减半，纳余药煎取三升，去滓，分三服，日三。胡洽以黄芪代黄芩，白术代芍药，名大羊肉汤。《子母秘录》以桂心代防风，加大枣十七枚。

羊肉杜仲汤　治产后腰痛，咳嗽方。

羊肉四斤　杜仲　紫菀各三两　五味子　细辛　款冬花　人参

厚朴　芎䓖　附子　萆薢　甘草　黄芪各二两　当归　白术　桂心各三两　生姜八两　大枣三十枚

上十八味㕮咀，以水二斗半煮肉，取汁一斗五升，去肉纳药，煎取三升半，去滓，分五服，日三夜二。

羊肉生地黄汤　治产后三日腹痛，补中益藏，强气力，消血方。

羊肉三斤　生地黄切，二升　桂心　当归　甘草　芎䓖　人参各二两　芍药三两

上八味㕮咀，以水二斗煮肉，取一斗，去肉纳药，煎取三升，分四服，日三夜一。

内补当归建中汤　治产后虚羸不足，腹中疞痛不止，吸吸少气，或苦小腹拘急，痛引腰背，不能饮食，产后一月日得服四五剂为善，令人丁壮方。

当归四两　芍药六两　甘草二两　生姜六两　桂心三两　大枣十枚

上六味㕮咀，以水一斗煮取三升，去滓。分三服，一日令尽。若大虚，纳饴糖六两，汤成纳之于火上，饴消。若无生姜，则以干姜三两代之；若其人去血过多，崩伤内竭不止，加地黄六两，阿胶二两，合八种，汤成去滓，纳阿胶；若无当归，以芎䓖代之。

内补芎䓖汤　治妇人产后虚羸，及崩伤过多，虚竭，腹中绞痛方。

芎䓖　干地黄各四两　芍药五两　桂心二两　甘草　干姜各三两　大枣四十枚

上七味㕮咀，以水一斗二升煮取三升，去滓，分三服，日

三，不瘥复作，至三剂。若有寒，苦微下，加附子三两。治妇人虚羸，少气伤绝，腹中拘急痛，崩伤虚竭，面目无色，及唾吐血，甚良。

大补中当归汤 治产后虚损不足，腹中拘急，或溺血，少腹苦痛，或从高堕下犯内，及金疮血多内伤，男子亦宜服之方。

当归 续断 桂心 芎䓖 干姜 麦冬各三两 芍药四两 吴茱萸一升 干地黄六两 甘草 白芷各二两 大枣四十枚

上十二味㕮咀，以酒一斗渍药一宿，明旦以水一斗合煮取五升，去滓。分五服，日三夜二。有黄芪入二两益佳。

桂心酒 治产后疹痛，及卒心腹痛方。桂心三两，以酒三升煮取二升，去滓。分三服，日三。

生牛膝酒 治产后腹中苦痛方。生牛膝五两，以酒五升煮取二升，去滓。分二服。若用干牛膝根，以酒渍之一宿，然后可煮。

治产后腹中如弦，常坚痛无聊赖方 当归末二方寸匕，纳蜜一升煎之，适寒温顿服之。

吴茱萸汤 治妇人先有寒冷，胸满痛，或心腹刺痛，或呕吐食少，或肿，或寒，或下痢，气息绵惙欲绝，产后益剧，皆主之方。

吴茱萸二两 防风 桔梗 干姜 甘草 细辛 当归各十二铢 干地黄十八铢

上八味㕮咀，以水四升煮取一升半，去滓，分再服。

蒲黄汤 治产后余疾，胸中少气，腹痛，头疼，余血未尽，除腹中胀满欲死方。

蒲黄五两 芎䓖 桂心各一两 芒硝一两 桃仁二十枚 生地黄

生姜各五两　大枣十五枚

上八味㕮咀，以水九升煮取二升半，去滓，纳芒硝，分三服，日三，良验。

败酱汤　治产后疹痛引腰，腹中如锥刀所刺方。

败酱三两　桂心　芎䓖各一两半　当归一两

上四味㕮咀，以清酒二升，水四升微火煮取二升，去滓。适寒温服七合，日三服，食前服之。《千金翼》只用败酱一味。

芎䓖汤　治产后腹痛方。

芎䓖　甘草各二两　蒲黄　女萎各一两半　芍药　大黄各三十铢　当归十八铢　桂心　桃仁　黄芪《千金翼》作黄芩　前胡各一两　生地黄一升

上十二味㕮咀，以水一斗，酒三升合煮取二升，去滓。分四服，日三夜一。

独活汤　治产后腹痛，引腰背拘急痛方。

独活　当归　桂心　芍药　生姜各三两　甘草二两　大枣二十枚

上七味㕮咀，以水八升煮取三升，去滓。分三服，服相去如人行十里久进之。

芍药黄芪汤　治产后心腹痛方。

芍药四两　黄芪　白芷　桂心　生姜　人参　芎䓖　当归　干地黄　甘草各二两　茯苓三两　大枣十枚

上十二味㕮咀，以酒水各五升合煮，取三升，去滓。先食服一升，日三。《千金翼》无人参、当归、川芎、地黄、茯苓，为七味。

治产后腹胀痛，不可忍者方　煮黍黏根为饮，一服即愈。

治妇人心痛方　布裹盐如弹丸，烧作灰，酒服之愈。

又方　烧秤锤投酒中服，亦佳。

又方　炒大豆投酒中服，佳。

恶露第五

血瘕附　方二十九首

干地黄汤　治产后恶露不尽，除诸疾，补不足方。

干地黄三两　芎䓖　桂心　黄芪　当归各二两　人参　防风　茯苓　细辛　芍药　甘草各一两

上十一味㕮咀，以水一斗煮取三升，去滓。分三服，日再夜一。

桃仁汤　治产后往来寒热，恶露不尽方。

桃仁五两　吴茱萸二升　黄芪　当归　芍药各三两　生姜　醍醐百炼酥　柴胡各八两

上八味㕮咀，以酒一斗，水二升合煮，取三升，去滓。适寒温，先食服一升，日三。

泽兰汤　治产后恶露不尽，腹痛不除，小腹急痛，痛引腰背，少气力方。

泽兰　当归　生地黄各二两　生姜三两　甘草一两半　芍药一两　大枣十枚

上七味㕮咀，以水九升煮取三升，去滓。分三服，日三。堕身欲死，服亦瘥。

甘草汤 治产乳余血不尽，逆抢心胸，手足逆冷，唇干，腹胀，短气方。

甘草 芍药 桂心 阿胶各三两 大黄四两

上五味㕮咀，以东流水一斗煮取三升，去滓，纳阿胶令烊，分三服。一服入腹中，面即有颜色。一日一夜尽此三升，即下腹中恶血一二升，立瘥。当养之如新产者。

大黄汤 治产后恶露不尽方。

大黄 当归 甘草 生姜 牡丹 芍药各三两 吴茱萸一升

上七味㕮咀，以水一斗煮取四升，去滓。分四服，一日令尽。加人参二两，名人参大黄汤。

治产后往来寒热，恶露不尽，**柴胡汤方**

柴胡 生姜各八两 桃仁五十枚 当归 黄芪 芍药各三两 吴茱萸二升

上七味㕮咀，以水一斗三升煮取三升，去滓。先食服一升，日三。《千金翼》以清酒一斗煮。

蒲黄汤 治产后余疾，有积血不去，腹大短气，不得饮食，上冲胸胁，时时烦愦逆满，手足悁疼，胃中结热方。

蒲黄半两 大黄 芒硝 甘草 黄芩各一两 大枣三十枚

上六味㕮咀，以水五升煮取一升，清朝服至日中。下若不止，进冷粥半盏即止。若不下，与少热饮自下。人羸者半之。《千金翼》名大黄汤，而不用芒硝。

治产后余疾，恶露不除，积聚作病，血气结抟，心腹疼痛，**铜镜鼻汤方**

铜镜鼻十八铢，烧末 大黄二两半 芍药 干地黄 芎䓖 干漆

芒硝各二两　血余炭如鸡子大，烧　大枣三十枚

上九味㕮咀，以水七升煮取二升二合，去滓，纳发灰、镜鼻末，分三服。

小铜镜鼻汤　治如前状方。

铜镜鼻十铢，烧末　大黄　甘草　黄芩　芒硝　干地黄各二两　桃仁五十枚

上七味㕮咀，以酒六升煮取三升，去滓，纳镜鼻末，分三服。亦治遁尸，心腹痛，及三十六尸疾。

治产后儿生处空，流血不尽，小腹绞痛，栀子汤方　栀子三十枚以水一斗煮取六升，纳当归、芍药各二两，蜜五合，生姜五两，羊脂一两于栀子汁中，煎取二升。分三服，日三。

治产后三日至七日，腹中余血未尽，绞痛强满，气息不通，**生地黄汤方**

生地黄五两　生姜三两　大黄　芍药　茯苓　细辛　桂心　当归　甘草　黄芩各一两半　大枣二十枚

上十一味㕮咀，以水八升煮取二升半，去滓。分三服，日三。

治新产后有血，腹中切痛，**大黄干漆汤方**

大黄　干漆　干地黄　桂心　干姜各二两

上五味㕮咀，以水三升，清酒五升煮取三升，去滓，温服一升，血当下。若不瘥，明旦服一升，满三服病无不瘥。

治产后血不去，火麻仁酒方　火麻仁五升捣，以酒一斗渍一宿，明旦去滓。温服一升，先食服；不瘥，夜服一升，不吐下。忌房事一月，将养如初产法。

治产后恶物不尽，或经一月半岁一岁，升麻汤方　升麻三两，以清酒五升煮取二升，去滓。分再服，当吐下恶物，勿怪，良。

治产后恶血不尽，腹中绞刺痛不可忍方

大黄　黄芩　桃仁各三两　桂心　甘草　当归各二两　芍药四两　生地黄六两

上八味㕮咀，以水九升煮取二升半，去滓，食前分三服。

治产后漏血不止方

蜂房　败船茹

上二味等分，作灰，取酪若浆服方寸匕，日三。

又方　大黄三两　芒硝一两　桃仁　水蛭　虻虫各三十枚　甘草　当归各二两　䗪虫四十枚

上八味㕮咀，以水三升、酒二升合煮，取三升，去滓。分三服，当下血。

又方　桂心　蛴螬各二两　瓜蒌根　牡丹各三两　豉一升

上五味㕮咀，以水八升煮取三升，去滓，分三服。

治产后血不可止者方　干菖蒲三两，以清酒五升渍，煮取三升，分再服，即止。

治产后恶血不除，四体并恶方　续骨木二十两，破如算子大，以水一斗煮取三升。分三服，相去如人行十里久，间食粥。或小便数，或恶血下，即瘥。此木得三遍煮。

治产后下血不尽，烦闷，腹痛方

羚羊角烧成炭，刮取三两　芍药二两，熬令黄　枳实一两，细切，熬令黄

上三味治下筛，煮水作汤。服方寸匕，日再夜一，稍加至

二匕。

又方　鹿角烧成炭，捣筛。煮豉汁服方寸匕，日三夜再，稍加至二匕。不能用豉清，煮水作汤用之。

又方　捣生藕取汁，饮二升，甚验。

又方　生地黄汁一升，酒三合和，温顿服之。

又方　赤小豆捣散，取东流水和服方寸匕，不瘥更服。

治产后血瘕痛方　古铁一斤，秤锤、斧头、铁杵亦得，炭火烧令赤，纳酒五升中，稍热服之，神妙。

治妇人血瘕，心腹积聚，乳余疾，绝生，小腹坚满，贯脐中热，腰背痛，小便不利，大便难，不下食，有伏虫，胪胀痈疽肿，久寒留热，胃管有邪气方

半夏一两六铢　石膏　藜芦　牡蒙　肉苁蓉各十八铢　桂心　干姜各一两　乌喙半两　巴豆六十铢，研如膏

上九味末之，蜜丸如赤小豆。服二丸，日三。及治男子疝病。

治妇人血瘕痛方

干姜　乌贼鱼骨各一两

上二味治下筛，酒服方寸匕，日三。

又方　末桂心温酒服方寸匕，日三。

下痢第六

方十九首

胶蜡汤 治产后三日内，下诸杂五色痢方。

阿胶 黄蘗各一两 蜡如博棋三枚 当归一两半 黄连二两 陈廪米一升

上六味㕮咀，以水八升煮米蟹目沸，去米纳药，煮取二升，去滓，纳胶蜡令烊。分四服，一日令尽。

治产后余寒下痢，便脓血赤白，日数十行，腹痛时时下血，**桂蜜汤方**

桂心 干姜 甘草各二两 附子一两 蜜一升 当归二两 赤石脂十两

上七味㕮咀，以水六升煮取三升，去滓，纳蜜煎一两沸，分三服，日三。

治产后下赤白，腹中绞痛汤方

芍药 干地黄各四两 甘草 阿胶 艾叶 当归各八两

上六味㕮咀，以水七升煮取二升半，去滓，纳胶令烊，分三服。

治产后赤白下久不断，身面悉肿方

大豆微熬　小麦　蒲黄各一升　吴茱萸半升

上四味，以水九升煮取三升，去滓，分三服，此方神验。亦可以水五升，酒一斗煎取四升，分四服。

治产后痢赤白，心腹刺痛方

薤白一两　当归二两　石榴皮三两　地榆四两　粳米五合

上五味㕮咀，以水六升煮取二升半，去滓，分三服。《必效方》加厚朴一两，阿胶、人参、甘草、黄连各一两半。

治产后下痢赤白，腹痛，**当归汤方**

当归　龙骨各三两　干姜　白术各二两　芎䓖二两半　甘草　白艾熟者　附子各一两

上八味㕮咀，以水六升煮取二升，去滓，分三服，一日令尽。

治产后下痢兼虚极，**白头翁汤方**

白头翁　阿胶　秦皮　黄连　甘草各二两　黄蘗三两

上六味㕮咀，以水七升煮取二升半，去滓，纳胶令烊，分三服，日三。

治产后早起中风冷，泻痢及带下，**鳖甲汤方**

鳖甲如手大　当归　黄连　干姜各二两　黄蘗长一尺，广三寸

上五味㕮咀，以水七升煮取三升，去滓。分三服，日三。《千金翼》加白头翁一两。

龙骨丸　治产后虚冷下血，及谷下昼夜无数，兼治产后恶露不断方。

龙骨四两　干姜　甘草　桂心各二两

上四味末之，蜜和，暖酒服二十丸如梧子，日三。一方用人参地黄各二两。

阿胶丸 治产后虚冷洞下，心腹绞痛兼泄泻不止方。

阿胶四两 人参 甘草 龙骨 桂心 干地黄 白术 黄连 当归 附子各二两

上十味末之，蜜丸如梧子。温酒服二十丸，日三服。

泽兰汤 治产后余疾，寒下冻脓，里急，胸胁满痛，咳嗽呕血，寒热，小便赤黄，大便不利方。

泽兰二十四铢 石膏二十四铢 当归十八铢 远志三十铢 甘草 厚朴各十八铢 藁本 芎䓖各十五铢 干姜 人参 桔梗 干地黄各十二铢 白术 蜀椒 白芷 柏子仁 防风 山茱萸 细辛各九铢 桑白皮 火麻仁各半升

上二十一味㕮咀，以水一斗五升，先纳桑白皮，煮取七升半，去之，纳诸药，煮取三升五合，去滓，分三服。

治产后下痢，**干地黄汤方**

干地黄三两 白头翁 黄连各一两 蜂蜡一方寸 阿胶如手掌大一枚

上五味㕮咀，以水五升煮取二升半，去滓，纳胶蜡令烊。分三服，日三。《千金翼》用干姜一两。

治产后忽着寒热，下痢，**生地黄汤方**

生地黄五两 甘草 黄连 桂心各一两 大枣二十枚 淡竹叶二升，一作竹茹 赤石脂二两

上七味㕮咀，以水一斗煮竹叶，取七升，去滓纳药，煮取二升半。分三服，日三。

治产后下痢，**蓝青丸方**

蓝青熬 附子 鬼臼 蜀椒各一两半 厚朴 阿胶 甘草各二两 艾叶 龙骨 黄连 当归各三两 黄蘗 茯苓 人参各一两

上十四味末之，蜜和丸如梧子。空腹，每服以饮下二十丸。一方用赤石脂四两。

治产后虚冷下痢，**赤石脂丸方**

赤石脂三两　当归　白术　黄连　干姜　秦皮　甘草各二两　蜀椒　附子各一两

上九味末之，蜜丸如梧子。酒服二十丸，日三。《千金翼》作散，空腹饮服方寸匕。

治产后下痢，**赤散方**

赤石脂三两　桂心一两　代赭三两

上三味治下筛。酒服方寸匕，日三，十日愈。

治产后下痢，**黑散方**

麻黄　绵马贯众　桂心各一两　甘草三两　干漆三两　细辛二两

上六味治下筛。酒服五撮，日再，五日愈。麦粥下尤佳。

治产后下痢，**黄散方**

黄连二两　黄芩　䗪虫　干地黄各一两

上四味治下筛。酒服方寸匕，日三，十日愈。

治产后痢，**龙骨散方**

五色龙骨　黄蘗根皮蜜炙令焦　代赭　赤石脂　艾各一两半　黄连二两

上六味治下筛，饮服方寸匕，日三。

淋渴第七

方九首

治产后小便数兼渴，**瓜蒌汤方**

瓜蒌根　黄连各二两　人参三两　大枣十五枚　甘草二两　麦冬二两　桑螵蛸二十枚　生姜三两

上八味㕮咀，以水七升煮取二升半，分三服。

治产后小便数，**鸡肶胵汤方**

鸡肶胵二十具　鸡肠三具，洗　干地黄　当归　甘草各二两　麻黄四两　厚朴　人参各三两　生姜五两　大枣二十枚

上十味㕮咀，以水一斗煮肶胵及肠、大枣，取七升，去滓，纳诸药，煎取三升半，分三服。

治妇人结气成淋，小便引痛上至小腹，或时溺血，或如豆汁，或如胶饴，每发欲死，食不生肌，面目萎黄，师所不能治方

贝齿四枚，烧作末　葵子一升　石膏五两，碎　滑石二两，末

上四味，以水七升煮二物，取二升，去滓，纳二末及用猪脂一合，更煎三沸。分三服，日三，不瘥再合服。

治产后卒淋，气淋，血淋，石淋，**石韦汤方**

石韦二两　榆皮五两　黄芩二两　大枣三十枚　通草二两　甘草二

两　葵子二升　白术《产宝》用芍药　生姜各三两

上九味㕮咀，以水八升煮取二升半，分三服。《集验》无甘草、生姜。崔氏同《产宝》，不用姜枣。

治产后淋涩，**葵根汤方**

葵根二两　车前子一升　血余炭烧灰　大黄各一两　冬瓜练七合，一作汁　通草三两　桂心　滑石各一两　生姜六两

上九味㕮咀，以水七升煮取二升半，分三服。《千金翼》不用冬瓜练。

治产后淋，**白茅根汤方**

白茅根一斤　瞿麦四两　地脉二两　桃胶　甘草各一两　鲤鱼齿一百枚　人参二两　茯苓四两　生姜三两

上九味㕮咀，以水一斗煮取二升半，分三服。

治产后淋，**滑石散方**

滑石五两　通草　车前子　葵子各四两

上四味治下筛。醋浆水服方寸匕，稍加至二匕。

治产后虚渴，少气力，**竹叶汤方**

竹叶三升　甘草　茯苓　人参各一两　小麦五合　生姜三两　大枣十四枚　半夏三两　麦冬五两

上九味㕮咀，以水九升煮竹叶小麦，取七升，去滓纳诸药，更煎取二升半，一服五合，日三夜一。

治产后渴不止，**瓜蒌汤方**

瓜蒌根四两　人参三两　甘草二两，崔氏不用　麦冬三两　大枣二十枚　土瓜根五两，崔氏用芦根　干地黄二两

上七味㕮咀，以水一斗二升煮取六升，分六服。

杂治第八

方五十九首　灸法九首

治妇人劳气，食气，胃满吐逆，其病头重结痛，小便赤黄，大下气方

乌头　黄芩　巴豆各半两　半夏三两　大黄八两　大青盐一两半　䗪虫　桂心　苦参各十八铢　人参　硝石各一两

上十一味末之，以蜜青牛胆拌和，捣三万杵，丸如梧子。宿不食，酒服五丸，安卧须臾当下。下黄者，小腹积也；青者，疝也；白者，内风也；如水者，留饮也；青如粥汁，膈上邪气也；血如腐肉者，内伤也；赤如血者，乳余疾也；如虫刺者，蛊也。下已必渴，渴饮粥。饥食酥糜，三日后当温食，食必肥浓，三十日平复。亦名破积乌头丸，主心腹积聚气闷胀，疝瘕，内伤瘀血，产乳余疾，及诸不足。

治妇人汗血，吐血，尿血，下血，**竹茹汤方**

竹茹二升　干地黄四两　人参　芍药　桔梗　芎䓖　当归　甘草　桂心各一两

上九味㕮咀，以水一斗煮取三升，分三服。

治妇人自少患风，头眩眼疼方

石南一方用石韦　细辛　天雄　茵芋各二两　干姜　山茱萸各三两　山药　防风　绵马贯众　独活　蘼芜各四两

上十一味㕮咀，以酒三斗渍五日。初饮二合，日三，稍稍加之。

治妇人经服硫黄丸，忽患头痛项冷，冷歇又心胸烦热，眉骨眼皆痒痛，有时生疮，喉中干燥，四体痛痒方

瓜蒌根　麦冬　龙胆各三两　大黄二两　土瓜根八两　杏仁二升

上六味末之，蜜丸。饮服如梧子十枚，日三服，渐加之。

治妇人患癖，按时如有三五个而作水声，殊不得寝食，常心闷方　牵牛子三升治下筛。饮服方寸匕，日一服，三十服后可服好硫黄一两。

治妇人忽与鬼交通方

松脂二两　雄黄一两，末

上二味，先烊松脂，乃纳雄黄末，以虎爪搅令相得，药成，取如鸡子中黄，夜卧以着熏笼中烧，令病人取鼻向其上，以被自覆，惟出头，勿令过热及令气得泄也。

厚朴汤　治妇人下焦劳冷，膀胱肾气损弱，白汁与小便俱出方。厚朴如手大，长四寸，以酒五升煮两沸，去滓，取桂一尺末之，纳汁中调和，一宿勿食，旦顿服之。

温经汤　主妇人小腹痛方。

茯苓六两　芍药三两　薏苡仁半升　土瓜根三两

上四味㕮咀，以酒三升渍一宿，旦加水七升煎取二升，分再服。

治妇人胸满心下坚，咽中帖帖，如有炙肉脔，吐之不出，咽

之不下，**半夏厚朴汤方**

半夏一升　厚朴三两　茯苓四两　生姜五两　苏叶二两

上五味㕮咀，以水七升煮取四升。分四服，日三夜一，不瘥频服。一方无苏叶生姜。

治妇人气方　平旦服乌牛尿，日一，止。

治妇人胸中伏气，**昆布丸方**

昆布　海藻　芍药　桂心　白石英　款冬花　桑白皮　人参各二两　柏子仁　茯苓　钟乳各二两半　紫菀　甘草各一两　干姜一两六铢　吴茱萸　五味子　细辛各一两半　杏仁百枚　陈皮　紫苏子各五合

上二十味末之，蜜和。酒服二十丸如梧子，日再，加至四十丸。

治妇人无故忧恚，胸中迫塞，气不下方

芍药　滑石　黄连　石膏　山茱萸　前胡各一两六铢　大黄　细辛　麦冬各一两　半夏十八铢　桂心半两　生姜一两

上十二味末之，蜜丸如梧子。酒服二十丸，加至三十丸，日三服。

妇人断产方　蚕子故纸方一尺，烧为末，酒服之，终身不产。

又方　油煎水银一日勿息。空肚服枣大一枚，永断，不损人。

治劳损产后无子，阴中冷溢出，子门闭，积年不瘥，身体寒冷方

防风一两半　桔梗三十铢　人参一两　菖蒲　半夏　丹参　厚朴　干姜　紫菀　杜衡各十八铢　秦艽　白蔹　牛膝　沙参各半两

上十四味末之，蜂蜜和丸如赤小豆。食后服十五丸，日三

服。不知，增至二十丸，有身止。夫不在勿服之。服药后七日方合阴阳。

治产后癖瘦，玉门冷，**五加酒方**

五加皮二升　枸杞子二升　干地黄　丹参各二两　杜仲一斤　干姜三两　天门冬四两　蛇床子一升　乳床半斤

上九味㕮咀，以绢袋子盛，酒三斗渍三宿。一服五合，日再，稍加至十合，佳。

治子门闭，血聚腹中生肉症，藏寒所致方

生地黄汁三升　生牛膝汁一斤　干漆半斤

上三味，先捣漆为散，纳汁中搅，微火煎为丸。酒服如梧子三丸，日再。若觉腹中痛，食后服之。

治产后劳玉门开而不闭方

硫黄四两　吴茱萸一两半　菟丝子一两六铢　蛇床子一两

上四味为散，以水一升煎二方寸匕。洗玉门，日再。

治产后阴道开不闭方　石灰一斗，熬令烧草，以水二斗投之，适寒温，入汁中坐渍之，须臾复易，坐如常法。已效，千金不传。

治妇人阴脱，**黄芩散方**

黄芩　猬皮　当归各半两　芍药一两　牡蛎　竹茹各二两半　狐茎一具，《千金翼》用松皮。

上七味治下筛。饮服方寸匕，日三。禁举重房劳，勿冷食。

治妇人阴脱，**硫黄散方**

硫黄　乌贼鱼骨各半两　五味子三铢

上三味治下筛，以粉其上良，日再三粉之。

治妇人阴脱，**当归散方**

当归　黄芩各二两　芍药一两六铢　猬皮半两　牡蛎二两半

上五味治下筛。酒服方寸匕，日三。禁举重，良。

治产后阴下脱方　蛇床子一升布裹，炙熨之。亦治产后阴中痛。

治妇人阴下脱，若脱肛方　羊脂煎讫，适冷暖以涂上。以铁精敷脂上，多少令调，以火炙布令暖，熨肛上，渐推内之。末磁石，酒服方寸匕，日三。

治产后阴下脱方　烧人屎为末，酒服方寸匕，日三。

又方　烧弊帚头为灰，酒服方寸匕。

又方　皂荚半两　半夏　大黄　细辛各十八铢　蛇床子三十铢

上五味治下筛，以薄绢囊盛大如指，纳阴中，日二易，即瘥。

又方　鳖头五枚烧末，以井花水服方寸匕，日三。

又方　吴茱萸　蜀椒各一升　大青盐如鸡子大

上三味皆熬令变色，治末，以绵裹如半鸡子大，纳阴中，日一易，二十日瘥。

治阴下挺出方

蜀椒　乌头　白及各半两

上三味治末，以方寸匕绵裹，纳阴中入三寸，腹中热易之，日一度，明旦乃复着，七日愈。《广济方》不用蜀椒。

治产后藏中风，阴肿痛，**当归洗汤方**

当归　独活　白芷　地榆各三两　败酱《千金翼》不用　白矾各二两

上六味㕮咀，以水一斗半煮取五升。适冷暖，稍稍洗阴，日三。

治产后阴肿痛方　熟捣桃仁敷之，良，日三度。

治男女阴疮膏方

米粉一酒杯　芍药　黄芩　牡蛎　附子　白芷各十八铢

上六味㕮咀，以不中水猪膏一斤煎之于微火上，三下三上，候白芷黄膏成，绞去滓，纳白粉，和令相得，敷疮上。并治口疮。

治阴中痛生疮方

羊脂一斤　杏仁一斤　当归　白芷　川芎各一两

上五味末之，以羊脂和诸药，纳钵中，置甑纳蒸之三升米顷药成。取如大豆，绵裹纳阴中，日一易。

治阴中痒，如虫行状方

白矾十八铢　芎䓖一两　丹砂少许

上三味治下筛，以绵裹药，着阴中，虫自死。

治男女阴蚀略尽方

蛤蟆　兔屎

上二味等分为末，以敷疮上。

又方　当归　芍药　甘草　蛇床子各一两，一方用芎䓖　地榆三两

上五味㕮咀，以水五升煮取二升，洗之，日三夜二。

又方　蒲黄一升　水银一两

上二味研之，以粉上。

又方　肥猪肉十斤，以水煮取熟，去肉，盆中浸之，冷易，不过三两度。亦治阴中痒有虫。

治男女阴中疮，湿痒方

黄连　栀子　甘草　黄蘗各一两　蛇床子二两

上五味治下筛，以粉疮上，无汁，以猪脂和涂之。深者用绵裹纳疮中，日二。

治阴中痒入骨困方

大黄　黄芩　黄芪各一两　芍药半两　玄参　丹参各十八铢　吴茱萸三十铢

上七味治下筛。酒服方寸匕，日三。

又方　狼牙两把，以水五升煮取一升，洗之，日五六度。

治阴疮方

芜荑　芎䓖　黄芩　甘草　白矾　雄黄　附子　白芷　黄连

上九味，各六铢㕮咀，以猪膏四两合煎，敷之。

治女人交接辄血出方

桂心　伏龙肝各二两

上二味为末，酒服方寸匕，立止。

治童女交接，阳道违理，及为他物所伤，血出流离不止方

取釜底墨少许，研胡麻以敷之。

又方　烧青布并发灰敷之，立愈。

又方　烧茧絮灰敷之。

治合阴阳辄痛不可忍方

黄连一两半　牛膝　甘草各一两

上三味㕮咀，以水四升煮取二升，洗之，日四度。

治女人伤于丈夫，四体沉重，嘘吸头痛方

香豉　葱白各一升　生地黄八两　生姜四两　甘草二两　芍药五两

上六味㕮咀，以水七升煮取二升半。分三服，不瘥重作。慎房事。《集验方》无生姜甘草。

治妇人阴阳过度，玉门疼痛，小便不通，**白玉汤方**

白玉一两半　白术　当归各五两　泽泻　肉苁蓉各二两

上五味㕮咀，先以水一斗煎玉五十沸，去玉，纳药煎取二升。分再服，相去一炊顷。

治动胎见血，腰痛小腹疼，月水不通，阴中肿痛方

蒲黄二两　当归切，二两　葱白一斤，切　吴茱萸　阿胶各一两

上五味，以水九升煮取二升半，去滓，纳胶令烊，分三服。

治妊娠为夫所动欲死，单行竹沥汁方　取淡竹断两头节，火烧中央，器盛两头，得汁饮之，立效。

治伤丈夫，苦头痛，欲呕，心闷，**桑白皮汤方**

桑白皮半两　干姜二两　桂心五寸　大枣二十枚

上四味㕮咀，以酒一斗煮取三升，去滓，分三服，适衣，无令汗出。

治嫁痛单行方　大黄十八铢，以好酒一升煮三沸，顿服之，良。

治小户嫁痛连日方

甘草三两　芍药半两　生姜十八铢　桂心六铢

上四味㕮咀，以酒二升煮三沸，去滓，尽服，神效。

又方　牛膝五两以酒三升煮取半，去滓，分三服。

治小户嫁痛方　乌贼鱼骨烧为屑，酒服方寸匕，日三。

治阴宽大令窄小方

兔屎　干漆各半两　鼠头骨二枚　雌鸡肝两个，阴干百日

上四味末之，蜜丸如赤小豆，月初七日合时，着一丸阴头，令徐徐纳之。三日知，十日小，五十日如十五岁童女。

治阴冷令热方　纳吴茱萸于牛胆中令满，阴干百日。每取二七枚绵裹之，齿嚼令碎，纳阴中，良久热如火。

月水不利，贲豚上下，并无子，灸四满三十壮，穴在丹田两边相去各一寸半，丹田在脐下二寸是也。

又　灸身交五十壮，三报，在脐下横纹中。

又　灸背脊当脐五十壮。

又　灸玉泉五十壮，三报。

又　灸龙门二十壮，三报，在玉泉下，女人入阴内外之际。此穴卑，今废不针灸。

妇人胞下垂注阴下脱　灸侠玉泉三寸，随年壮，三报。

妇人阴冷肿痛　灸归来三十壮，三报，侠玉泉五寸是其穴。

妇人欲断产　灸右踝上一寸三壮，即断。

卷第四 妇人方下

补益第一

论一首 方十四首

论曰：凡妇人欲求美色，肥白罕比，年至七十与少不殊者，勿服紫石英，令人色黑，当服钟乳泽兰丸也。

柏子仁丸 治妇人五劳七伤，羸冷瘦削，面无颜色，饮食减少，貌失光泽，及产后断绪无子，能久服，令人肥白补益方。

柏子仁二两 蜀椒一两半 杜仲四十二铢 厚朴 桂心各一两 泽兰二两六铢 黄芪二两 当归四十二铢 干姜二两 甘草四十二铢 芎䓖四十二铢 白术 细辛 独活 人参 石斛 白芷 芍药 五味子 桔梗各一两 藁本十八铢 肉苁蓉一两 芜荑十八铢 防风 乌头一方作牛膝 干地黄三十铢 钟乳 白石英 紫石英各二两 赤石脂一两

上三十味末之，蜜和。酒服二十丸如梧子，不知，加至三十丸。《千金翼》无乌头，有龙骨防葵茯苓秦艽各半两，为三十三味。并治产后半身枯悴。

大五石吊兰丸 治妇人风虚寒中，腹内雷鸣，缓急风头痛寒热，月经不调，绕脐恻恻痛，或心腹痞坚，逆害饮食，手足常冷，多梦纷纭，身体痹痛，荣卫不和，虚弱不能动摇，及产后虚损，并宜服此方。

钟乳　禹余粮各一两半　紫石英　甘草　黄芪各二两半　石膏　白石英　蜀椒　干姜各二两　泽兰二两六铢　当归　桂心　芎䓖　厚朴　柏子仁　干地黄　细辛　茯苓　五味子　龙骨各一两半　石斛　远志　人参　续断　白术　防风　乌头各三十铢　山茱萸　紫菀各一两　白芷　藁本　芜荑各十八铢

上三十二味末之，蜜和丸如梧子大。酒服二十丸，加至三十丸。《千金翼》有阳起石二两。

小五石吊兰丸　治妇人劳冷虚损，饮食减少，面无光色，腹中冷痛，经候不调，吸吸少气无力，补益温中方。

钟乳　紫石英　白矾各一两半　白石英　赤石脂　当归　甘草各四十二铢　石膏　阳起石　干姜各二两　泽兰二两六铢　肉苁蓉　龙骨　桂心各一两半　白术　芍药　厚朴　人参　蜀椒　山茱萸各三十铢　柏子仁　藁本各一两　芜荑十八铢

上二十三味末之，蜜和丸如梧子大。酒服二十丸，加至三十丸，日三服。

增损泽兰丸　治产后百病，理血气，补虚劳方。

泽兰　甘草　当归　芎䓖各四十二铢　附子　干姜　白术　白芷　桂心　细辛各一两　防风　人参　牛膝各三十铢　柏子仁　干地黄　石斛各三十六铢　厚朴　藁本　芜荑各半两　麦冬一两

上二十味末之，以蜜和丸如梧子。空腹酒下十五丸至二十丸。

大补益当归丸　治产后虚羸不足，胸中少气，腹中拘急疼痛，或引腰背痛，或所下过多，血不止，虚竭乏气，昼夜不得眠，及崩中，面目脱色，唇干口燥，亦治男子伤绝，或从高堕下，内有所伤，藏虚吐血，及金疮伤犯皮肉方。

当归　芎䓖　续断　干姜　阿胶　甘草各四两　附子　白术　吴茱萸　白芷各三两　桂心　芍药各二两　干地黄十两

上十三味为末，蜜和丸如梧子大。酒服二十丸，日三夜一。不知，加至五十丸。若有真蒲黄，加一升绝妙。

白芷丸　治产后所下过多，及崩中伤损，虚竭少气，面目脱色，腹中痛方。

白芷五两　干地黄四两　续断　干姜　当归　阿胶各三两　附子一两

上七味为末，蜜丸如梧子大。酒服二十丸，日四五服。无当归，芎䓖代。入蒲黄一两，妙。无续断，大蓟根代。

紫石英柏子仁丸　治女子遇冬天时行温风，至春夏病热头痛，热毒风虚，百脉沉重，下赤白，不思饮食，而头眩心悸，酸㾿恍惚，不能起居方。

紫石英　柏子仁各三两　乌头　桂心　当归　山茱萸　泽泻　芎䓖　石斛　远志　寄生　肉苁蓉　干姜　甘草各二两　蜀椒　杜衡一作杜仲　辛夷各一两　细辛一两半

上十八味为末，蜜和丸如梧子。酒服二十丸，渐加至三十丸，日三服。一方用牡蛎一两。

钟乳泽兰丸　治妇人久虚羸瘦，四肢百体烦疼，脐下结冷，不能食，面目瘀黑，忧恚不乐，百病方。

钟乳三两　泽兰三两六铢　防风四十二铢　人参　柏子仁　麦冬　干地黄　石膏　石斛各一两半　芎䓖　甘草　白芷　牛膝　山茱萸

山药　当归　藁本各三十铢　细辛　桂心各一两　芜荑半两　艾叶十八铢

上二十一味为末，蜜和丸如梧子。酒服二十丸，加至四十丸，日二服。

大泽兰丸　治妇人虚损，及中风余病，疝瘕，阴中冷痛。或头风入脑，寒痹筋挛缓急，血闭无子，面上游风去来，目泪出，多涕唾，忽忽如醉。或胃中冷逆胸中呕不止，及泻痢淋沥。或五脏六腑寒热不调，心下痞急，邪气咳逆。或漏下赤白，阴中肿痛，胸胁支满。或身体皮肤中涩如麻豆，苦痒，痰癖结气。或四肢拘挛，风行周身，骨节疼痛，目眩无所见，或上气，恶寒洒淅如疟。或喉痹，鼻齆，风痫癫疾。或月水不通，魂魄不定，饮食无味，并产后内衄，无所不治，服之令人有子方。

泽兰二两六铢　藁本　当归　甘草各一两十八铢　紫石英三两　芎䓖　干地黄　柏子仁　五味子各一两半　桂心　石斛　白术各一两六铢　白芷　肉苁蓉　厚朴　防风　山药　茯苓　干姜　禹余粮　细辛　卷柏各一两　蜀椒　人参　杜仲　牛膝　蛇床子　续断　艾叶　芜荑各十八铢　赤石脂　石膏各二两　一有枳实十八铢、门冬一两半。

上三十二味为末，蜜和为丸如梧子大。酒服二十九丸至四十丸。久赤白痢，去干地黄石膏麦冬柏子仁，加大麦糵陈曲龙骨阿胶黄连各一两半。有钟乳加三两，良。

小泽兰丸　治产后虚羸劳冷，身体尪瘦方。

泽兰二两六铢　当归　甘草各一两十八铢　芎䓖　柏子仁　防风　茯苓各一两　白芷　蜀椒　藁本　细辛　白术　桂心　芜荑　人参　吴茱萸　厚朴各十八铢　石膏二两

上十八味为末，蜜和丸如梧子大。酒服二十丸，日三服，稍加至四十丸。无疾者，依此方春秋二时常服一剂，甚良。有病虚羸黄瘦者，服如前。一方无茯苓石膏，有芍药干姜。胡洽十五味，无柏子仁人参吴茱萸，除细辛桂心生用外，尽熬令变色，为末，蜜丸如弹子大，纳暖酒中服之。《千金翼》无茯苓吴茱萸，有干姜一两。

紫石英天门冬丸　主风冷在子宫，有子常堕落，或始为妇便患心痛，仍成心疾，月水都未曾来，服之肥充，令人有子。

紫石英　天门冬　禹余粮各三两　芜荑　乌头　肉苁蓉　桂心　甘草　五味子　柏子仁　石斛　人参　泽泻一作泽兰　远志　杜仲各二两　蜀椒　卷柏　寄生　石南　云母　当归一作辛夷　海螵蛸各一两

上二十二味为末，蜜和为丸梧子大。酒服二十丸，日二服，加至四十丸。

三石吊兰丸　治风虚不足，通血脉，补寒冷方。亦名石斛泽兰丸。

钟乳　白石英各四两　紫石英　防风　藁本　茯神各一两六铢　泽兰二两六铢　黄芪　石斛　石膏各二两　甘草　当归　芎䓖各一两十八铢　白术　桂心　人参　干姜　独活　干地黄各一两半　白芷　桔梗　细辛　柏子仁　五味子　蜀椒　黄芩　肉苁蓉　芍药　秦艽　防葵各一两　厚朴　芜荑各十八铢

上三十二味为末，蜜和丸如梧子大。酒服二十丸，加至三十丸，日二三服。

大平胃泽兰丸　治男子女人五劳七伤诸不足，定志意，除烦满，手足虚冷，羸瘦，及月水往来不调，体不能动等病方。

泽兰　细辛　黄芪　钟乳各三两　柏子仁　干地黄各二两半　大黄　前胡　远志　紫石英各二两　芎䓖　白术　蜀椒各一两半　白芷　丹参　栀子一本用枳实　芍药　桔梗　秦艽　沙参　桂心　厚朴　石斛　苦参　人参　麦冬　干姜各一两　附子六两　吴茱萸　麦蘖各五合　陈曲一升　枣五十枚，作膏

上三十二味为末，蜜和丸如梧子大。酒服二十丸，加至三十丸，令人肥健。一本无干姜，有当归三两。

泽兰散　治产后风虚方。

泽兰九分　禹余粮　防风各十分　石膏　白芷　干地黄　赤石脂　肉苁蓉　鹿茸　芎䓖各八分　藁本　蜀椒　白术　柏子仁各五分　桂心　甘草　当归　干姜各七分　芜荑　细辛　厚朴各四分　人参三分

上二十二味治下筛，酒服方寸匕，日三，以意增之。

月水不通第二

方三十一首

桃仁汤　治妇人月水不通方。

桃仁　朴硝　牡丹皮　射干　土瓜根　黄芩各三两　芍药　大黄　柴胡各四两　牛膝　桂心各二两　水蛭　虻虫各七十枚

上十三味㕮咀，以水九升煮取二升半，去滓，分三服。

干姜丸　治妇人寒热羸瘦，酸削怠惰，胸中支满，肩背脊重痛，腹里坚满积聚，或痛不可忍，引腰小腹痛，四肢烦疼，手足厥逆寒至肘膝，或烦满，手足虚热，意欲投水中，百节尽痛，心下常苦悬痛，时寒时热，恶心，涎唾喜出，每爱咸酸甜苦之物，身体或如鸡皮，月经不通，大小便苦难，食不生肌。

干姜　芎䓖　茯苓　硝石　杏仁　水蛭　虻虫　桃仁　蛴螬　䗪虫各一两　柴胡　芍药　人参　大黄　蜀椒　当归各二两

上十六味为末，蜜和丸如梧子。空心饮下三丸，不知，加至十丸。《千金翼》以疗妇人瘕结胁肋下疾。

干漆汤　治月水不通，小腹坚痛不得近方。

干漆　萎蕤　芍药　细辛　附子　甘草各一两　当归　桂心　芒硝　黄芩各二两　大黄三两　吴茱萸一升

上十二味㕮咀，以清酒一斗浸一宿，煮取三升，去滓，纳硝烊尽。分为三服，相去如一炊顷。

芒硝汤 治月经不通方。

芒硝 丹砂末 当归 芍药 土瓜根 水蛭各二两 大黄三两 桃仁一升

上八味㕮咀，以水九升煮取三升，去滓，纳丹砂芒硝，分为三服。

治月经不通，心腹绞痛欲死，通血止痛方

当归 大黄 芍药各三两 吴茱萸 干地黄 干姜 芎䓖 虻虫 水蛭各二两 细辛 甘草 桂心各一两 栀子十四枚 桃仁一升

上十四味㕮咀，以水一斗五升煮取五升，分为五服。一本有牛膝火麻仁各三两。

桃仁汤 治月经不通方。

桃仁一升 当归 土瓜根 大黄 水蛭 虻虫 芒硝各二两 牛膝 火麻仁 桂心各三两

上十味㕮咀，以水九升煮取三升半，去滓，纳硝令烊，分为三服。《肘后》无当归火麻仁，用牡丹射干黄芩芍药柴胡各三两，为十三味。《千金翼》无虻虫。

前胡牡丹汤 治妇人盛实，有热在腹，月经瘀闭不通，及劳热热病后，或因月经来，得热不通方。

前胡 牡丹 玄参 桃仁 黄芩 射干 旋覆花 瓜蒌根 甘草各二两 芍药 茯苓 大黄 枳实各三两

上十三味㕮咀，以水一斗煮取三升，分为三服。

干地黄当归丸 治月水不通，或一月再来，或隔月不至，或多或少，或淋沥不断，或来而腰腹刺痛不可忍，四体嘘吸不欲饮食，心腹坚痛，有青黄黑色水下，或如清水，不欲行动，举体沉重，惟思眠卧，欲食酸物，虚乏黄瘦方。

干地黄三两　当归　甘草各一两半　牛膝　芍药　干姜　泽兰　人参　牡丹各一两六铢　丹参　蜀椒　白芷　黄芩　桑耳　桂心各一两　䗪虫四十枚　芎䓖一两十八铢　桃仁二两　水蛭　虻虫各七十枚　蒲黄二合

上二十一味为末，蜜和丸如梧子大，每日空心酒下十五丸，渐加至三十丸，以知为度。一本无。

牡丹丸　治妇人女子诸病后，月经闭绝不通，及从小来不通，并新产后瘀血不消，服诸汤利血后，余疢未平，宜服之，取平复方。

牡丹三两　芍药　玄参　桃仁　当归　桂心各二两　虻虫　水蛭各五十枚　蛴螬三十枚　瞿麦　芎䓖　海藻各一两

上十二味为末，蜜和丸如梧子大。酒下十五丸，加至二十丸。血盛者，作散服方寸匕，腹中当转如沸，血自化成水去。如小便赤少，除桂心，用地肤子一两。

黄芩牡丹汤　治妇人从小至大月经未尝来，颜色萎黄，气力衰少，饮食无味方。

黄芩　牡丹　桃仁　瞿麦　芎䓖各二两　芍药　枳实　射干　海藻　大黄各三两　虻虫七十枚　蛴螬十枚　水蛭五十枚

上十三味㕮咀，以水一斗煮取三升，分三服。服两剂后，灸乳下一寸黑员际各五十壮。

治月经不通方　取葶苈一升为末，蜜丸如弹子大，绵裹，纳阴中入三寸。每丸一宿易之，有汁出止。

干漆丸 治月经不通，百疗不瘥方。

干漆 土瓜根 射干 芍药各一两半 牡丹 牛膝 黄芩 桂心 吴茱萸 大黄 柴胡各一两六铢 桃仁 鳖甲各二两 䗪虫 蛴螬各四十枚 水蛭 虻虫各七十枚 火麻仁四合 血余炭鸡子大二枚 菴蕳子二合

上二十味为末，以蜜和为丸。每日酒下十五丸，梧子大，渐加至三十丸，日三。仍用后浸酒服前丸药。

浸酒方

火麻仁三升 菴蕳子二升 桃仁一升 桂心 灶屋炱煤各四两 土瓜根 射干各六两 牛膝八两

上八味㕮咀，以清酒三斗，绢袋盛药浸五宿，以一盏下前丸药，甚良。或单服之，亦好。

当归丸 治女人脐下症结，刺痛如虫所啮，及如锥刀所刺，或赤白带下，十二疾，腰背疼痛，月水或在月前或在月后。

当归 葶苈 附子 吴茱萸 大黄各二两 黄芩 桂心 干姜 牡丹 芎䓖各一两半 细辛 花椒 柴胡 厚朴各一两六铢 牡蒙一方无 甘草各一两 虻虫 水蛭各五十枚

上十八味为末，蜜和丸如梧子大。空心酒下十五丸，日再。有胎勿服之。

鳖甲丸 治女人小腹中积聚，大如七八寸盘面，上下周流，痛不可忍，手足苦冷，咳噫腥臭，两胁热如火炙，玉门冷如风吹，经水不通，或在月前，或在月后服之，三十日便瘥，有孕。此是河内太守魏夫人方。

鳖甲　桂心各一两半　蜂房半两　玄参　蜀椒　细辛　人参　苦参　丹参　沙参　吴茱萸各十八铢　䗪虫　水蛭　干姜　牡丹　附子　皂荚　当归　芍药　甘草　防葵各一两　蛴螬二十枚　虻虫　大黄各一两六铢

上二十四味为末，蜜和丸如梧子大。酒下七丸，日三，稍加之，以知为度。

又方　治妇人因产后虚冷，坚结积在腹内，月经往来不时，苦腹胀满，绕脐下痛引腰背，手足烦，或冷热，心闷不欲食。

鳖甲一两半　干姜　赤石脂　丹参　禹余粮　当归　白芷一方用术　干地黄各一两六铢　代赭　甘草　鹿茸　海螵蛸　僵蚕各十八铢　桂心　细辛　蜀椒　附子各一两

上十七味末，蜜和丸如梧子大，空心酒下五丸，加至十丸。

禹余粮丸　治妇人产后积冷坚癖方。

禹余粮　海螵蛸　吴茱萸　桂心　蜀椒各二两半　当归　白术　细辛　干地黄　人参　芍药　芎䓖　前胡各一两六铢　干姜三两　白矾六铢　白薇　紫菀　黄芩各十八铢　䗪虫一两

上十九味为末，蜜和丸如梧子。空心酒若饮下二十丸，日二，不知则加之。

牡蒙丸　治妇人产后十二症病，带下无子，皆是冷风寒气，或产后未满百日，胞络恶血未尽，便利于悬圊上及久坐，湿寒入胞里，结在小腹，牢痛为之积聚，小如鸡子，大者如拳，按之跳手隐隐然，或如虫啮，或如针刺，气时抢心，两胁支满，不能食，饮食不消化，上下通流，或守胃脘，痛连玉门背膊，呕逆，短气，汗出，少腹苦寒，胞中创，咳引阴痛，小便自出，子门不正，令人无子，腰胯疼痛，四肢沉重淫跃，一身尽肿，乍来乍去，大便不利，小便淋沥，或月经不通，或下如腐肉青黄赤白黑等，如豆汁，梦想不祥方。亦名紫盖丸。

牡蒙　厚朴　硝石　前胡　干姜　䗪虫　牡丹　蜀椒　黄芩　桔梗　茯苓　细辛　葶苈　人参　芎䓖　吴茱萸　桂心各十八铢　大黄二两半　附子一两六铢　当归半两

上二十味为末，蜜和，更捣万杵，丸如梧子大。空心酒服三丸，日三。不知，则加之至五六丸。下赤白青黄物如鱼子者，病根出矣。

治月经不通，结成癥瘕如石，腹大骨立，宜此破血下症方

大黄　硝石各六两　巴豆　蜀椒各一两　代赭　柴胡熬变色　水蛭　丹参熬令紫色　土瓜根各三两　干漆　芎䓖　干姜　虻虫　茯苓各二两

上十四味为末，巴豆别研，蜜和丸如梧子。空心酒服二丸，未知加至五丸，日再服。《千金翼》无柴胡水蛭丹参土瓜根。

大虻虫丸　治月经不通六七年，或肿满气逆，腹胀瘕痛，宜服此，数有神验方。

虻虫四百枚　蛴螬一升　干地黄　牡丹　干漆　芍药　牛膝　土瓜根　桂心各四两　吴茱萸　桃仁　黄芩　牡蒙各三两　茯苓　海藻各五两　水蛭三百枚　芒硝一两　人参一两半　葶苈五合

上十九味为末，蜜和丸如梧子大。每日空心酒下七丸，不知加之，日三服。《千金翼》无芒硝人参。

桂心酒　治月经不通结成癥瘕方。

桂心　牡丹　芍药　牛膝　干漆　土瓜根　牡蒙各四两　吴

茱萸一升　大黄三两　黄芩　干姜各二两　虻虫二百枚　䗪虫　蛴螬　水蛭各七十枚　血余炭灰　细辛各一两　僵蚕五十枚　火麻仁　灶突墨各三升　干地黄六两　虎杖根　鳖甲各五两　菴蕳子二升

上二十四味㕮咀，以酒四斗分两瓮，浸之七日并一瓮盛，搅令调，还分作四瓮。初服二合，日二，加至三四合。

虎杖煎　治腹内积聚，虚胀雷鸣，四肢沉重，月经不通，亦治丈夫病方。取高地虎杖根，细剉二斛，以水二石五斗煮取一大斗半，去滓，澄滤令净，取好醇酒五升和煎，令如饧。每服一合，消息为度，不知则加之。

又方　治月经闭不通，结瘕，腹大如瓮，短气欲死方。

虎杖根百斤，去头去土，曝干，切　土瓜根　牛膝各取汁二斗

上三味㕮咀，以水一斛浸虎杖根一宿，明旦煎取二斗，纳土瓜牛膝汁，搅令调匀，煎令如饧。每以酒服一合，日再夜一，宿血当下。若病去，止服。

桃仁煎　治带下，经闭不通方。

桃仁　虻虫各一升　朴硝五两　大黄六两

上四味为末，别治桃仁，以醇苦酒四升纳铜铛中，炭火煎至二升，下大黄、桃仁、虻虫等，搅勿住手，当欲可丸，下朴硝，更搅勿住手，良久出之，可丸乃止。取一丸如鸡子黄投酒中，预一宿勿食服之，至晡时下如大豆汁，或如鸡肝凝血虾蟆子，或如膏，此是病下也。

治月经不通，脐下坚结，大如杯升，发热往来，下痢羸瘦，此为气瘕一作血瘕，若生肉癥，不可为也，疗之之方

生地黄三十斤，取汁　干漆一斤，为末

上二味以漆末纳地黄汁中，微火煎令可丸。每服酒下如梧子大三丸。不知加之。常以食后服。

治月经不通甚极闭塞方

牛膝一斤　火麻仁三升，蒸　土瓜根三两　桃仁二升

上四味㕮咀，以好酒一斗五升浸五宿。一服五合，渐加至一升，日三，能多益佳。

治产后风冷，留血不去停结，月水闭塞方

桃仁　火麻仁各二升　菴蕳子一升

上三味㕮咀，以好酒三斗浸五宿。每服五合，日三，稍加至一升。

五京丸　治妇人腹中积聚，九痛七害，及腰中冷引小腹，害食，得冷便下方。

干姜　蜀椒各三两　附子一两　吴茱萸一升　当归　狼毒　黄芩　牡蛎各二两

上八味为末，蜜和丸如梧子。初服三丸，日二，加至十丸。此出京氏五君，故名五京。久患冷困者当服之。

鸡鸣紫丸　治妇人癥瘕积聚方。

皂荚一分　藜芦　甘草　白矾　乌喙　杏仁　干姜　桂心　巴豆各二分　前胡　人参各四分　代赭五分　阿胶六分　大黄八分

上十四味为末，蜜丸如梧子。鸡鸣时服一丸，日益一丸至五丸止，仍从一起。下白者，风也；赤者，癥瘕也。青微黄者，心腹病。

辽东都尉所上丸　治脐下坚癖，无所不治方。

恒山　大黄　巴豆各一分　天雄二枚　苦参　白薇　干姜　人

参　细辛　狼牙　龙胆　沙参　玄参　丹参各三分　芍药　附子　牛膝　茯苓各五分　牡蒙四分　藋芦六分，一方云：二两三分

上二十味为末，蜜丸。宿勿食，服五丸，日三。大羸瘦，月水不调，当二十五日服之，下长虫，或下种种病，出二十五日服，中所苦悉愈，肌肤盛，五十日万病除，断绪者有子。

牡蛎丸　治经闭不通，不欲饮食方。

牡蛎四两　大黄一斤　柴胡五两　干姜三两　芎䓖　茯苓各二两半　蜀椒十两　葶苈子　芒硝　杏仁各五合　水蛭　虻虫各半两　桃仁七十枚

上十三味为末，蜜丸如梧子大。饮服七丸，日三。

当归丸　治腰腹痛，月水不通利方。

当归　芎䓖各四两　虻虫　乌头　丹参　干漆各一两　人参　牡蛎　土瓜根　水蛭各二两　桃仁五十枚

上十一味为末，以蜂蜜丸如梧子大，酒下三丸，日三服。

硝石汤　治血瘕，月水留瘀血大不通，下病散坚血方。

硝石　附子　虻虫各三两　大黄　细辛　干姜　黄芩各一两　芍药　土瓜根　丹参　代赭　蛴螬各二两　大枣十枚　桃仁二升　牛膝一斤　朴硝四两

上十六味㕮咀，以酒五升，水九升渍药一宿，明旦煎取四升，去滓，下朴硝硝石烊尽。分四服，相去如炊顷。去病后食黄鸭羹，勿见风。

赤白带下崩中漏下第三

论二首　方六十五首　灸法八首

论曰：诸方说三十六疾者，十二症，九痛，七害，五伤，三痼不通是也。何谓十二症？是所下之物，一曰状如膏，二曰如黑血，三曰如紫汁，四曰如赤肉，五曰如脓痂，六曰如豆汁，七曰如葵羹，八曰如凝血，九曰如清血血似水，十曰如米泔，十一曰如月浣乍前乍却，十二曰经度不应期也。何谓九痛？一曰阴中痛伤，二曰阴中淋沥痛，三曰小便即痛，四曰寒冷痛，五曰经来即腹中痛，六曰气满痛，七曰汁出阴中如有虫啮痛，八曰胁下分痛，九曰腰胯痛。何谓七害？一曰窍孔痛不利，二曰中寒热痛，三曰小腹急坚痛，四曰藏不仁，五曰子门不端引背痛，六曰月浣乍多乍少，七曰害吐。何谓五伤？一曰两胁支满痛，二曰心痛引胁，三曰气结不通，四曰邪思泄利，五曰前后痼寒。何谓三痼？一曰羸瘦不生肌肤，二曰绝产乳，三曰经水闭塞。病有异同，具治之方。

白垩丸　治女人三十六疾方。又方见后。

白垩　龙骨　芍药各十八铢　黄连　当归　茯苓　黄芩　瞿麦　白蔹　石韦　甘草　牡蛎　细辛　附子　禹余粮　白石脂　人参

海螵蛸　藁本　甘皮　大黄各半两

上二十一味为末，蜜和丸如梧子大。空腹饮服十丸，日再，不知加之，二十日知，一月百病除。若十二症，倍牡蛎、禹余粮、海螵蛸、白石脂、龙骨；若九痛，倍黄连、白蔹、甘草、当归。若七害，倍细辛、藁本、甘皮，加椒、茱萸各一两；若五伤，倍大黄、石韦、瞿麦；若三痼，倍人参，加赤石脂、白矾、巴戟天各半两。合药时随病增减之。

治女人腹中十二疾，一曰经水不时，二曰经来如清水，三曰经水不通，四曰不周时，五曰生不乳，六曰绝无子，七曰阴阳减少，八曰腹苦痛如刺，九曰阴中寒，十曰子门相引痛，十一曰经来冻如葵汁状，十二曰腰急痛。凡此十二病得之时，因与夫卧起，月经不去，或卧湿冷地，及以冷水洗浴，当时取快而后生百疾，或疮痍未瘥便合阴阳，及起早作劳，衣单席薄，寒从下入方。

赤石脂　半夏各一两六铢　蜀椒　干姜　吴茱萸　当归　桂心　丹参　白蔹　防风各一两　藿芦半两

上十一味为末，蜜和丸如梧子大。每日空心酒服十丸，日三，不知稍加，以知为度。

白石脂丸　治妇人三十六疾，胞中痛，漏下赤白方。

白石脂　海螵蛸　禹余粮　牡蛎各十八铢　赤石脂　干地黄　干姜　龙骨　桂心　石韦　白蔹　细辛　芍药　黄连　附子　当归　黄芩　蜀椒　钟乳　白芷　芎劳　甘草各半两

上二十二味为末，蜜和丸如梧子大。每日空心酒下十五丸，日再。一方有黄蘗半两。

小牛角腮散 治带下五贲：一曰热病下血，二曰寒热下血，三曰经脉未断，为房事则血漏，四曰经来举重，伤任脉下血，五曰藏后开经利。五贲之病，外实内虚方。

牛角腮一枚，烧令赤 鹿茸 禹余粮 当归 干姜 续断各二两 阿胶三两 海螵蛸 龙骨各一两 赤小豆二升

上十味治下筛，空腹以酒服方寸匕，日三。《千金翼》无鹿茸、海螵蛸。

龙骨散 治淳下十二病绝产，一曰白带，二曰赤带，三曰经水不利，四曰阴胎，五曰子藏坚，六曰藏癖，七曰阴阳患痛，八曰内强，九曰腹寒，十曰脏闭，十一曰五脏酸痛，十二曰梦与鬼交，宜服之。淳下，一本作腹下。

龙骨三两 黄檗 半夏 灶中黄土 桂心 干姜各二两 石韦 滑石各一两 海螵蛸 代赭各四两 白僵蚕五枚

上十一味治下筛。酒服方寸匕，日三。白多者，加海螵蛸、僵蚕各二两；赤多者，加代赭五两；小腹冷，加黄檗二两；子脏坚，加干姜桂心各二两。以上各随病增之。服药三月，有子即住药。药太过多，生两子。当审方取好药。寡妇童女不可妄服。

治女人带下诸病方

大黄蒸三斗米下 附子 茯苓 牡蒙 牡丹 桔梗 葶苈各三两 厚朴 芎䓖 人参 当归 虻虫 蜀椒 吴茱萸 柴胡 干姜 桂心各半两 细辛二两半

上十八味为末，蜜和丸如梧子大。每日空心酒服二丸，不知加之，以腹中温温为度。一本有火麻仁三两、泽兰半两，而无蜀椒葶苈。

治带下百病无子，服药十四日下血，二十日下长虫及青黄汁

出，三十日病除，五十日肥白方

大黄破如豆粒，熬令黑色　柴胡　朴硝各一斤　芎䓖五两　干姜　蜀椒各一升　茯苓如鸡子大一枚

上七味为末，蜜和丸如梧子大，先食，米饮服七丸，不知加至十丸，以知为度。

治带下方

地骨皮一升　生地黄五升

上二味㕮咀，以酒一斗煮取五升，分为三服。水煮亦得。

治妇人及女子赤白带方

禹余粮　当归　芎䓖各一两半　赤石脂　白石脂　阿胶　龙骨　石韦各一两六铢　海螵蛸　黄蘗　白蔹　黄芩一用黄连　续断　桑耳　牡蛎各一两

上十五味为末，蜜丸如梧子大。空心饮下十五丸，日再，加至三十丸为度。

白马蹄丸　治女人下焦寒冷成带，下赤白浣方。

白马蹄　鳖甲　鲤鱼甲　龟甲　蜀椒各一两　磁石　甘草　杜仲　当归　续断　萆薢　芎䓖　禹余粮　桑耳　附子各二两

上十五味为末，蜜丸梧子大。以酒服十丸，加至三十丸，日三服。一本无龟甲。

白马㲪散　治带下方。下白者取白马㲪，下赤者取赤马㲪，随色取之。

白马㲪二两　龟甲四两　鳖甲十八铢　牡蛎一两十八铢

上四味治下筛，空心酒下方寸匕，日三服，加至一匕半。

治五色带下方　服大豆紫汤，日三服。方见前三卷风篇中。

又方　烧马左蹄为末，以酒服方寸匕，日三服。

又方　烧狗头和毛皮骨为末，以酒服方寸匕。

又方　煮甑带汁，服一杯，良。

又方　烧马蹄底护干为末，以酒服方寸匕，日三。

云母芎䓖散　卫公治五崩身瘦，咳逆，烦满少气，心下痛，面生疮，腰痛不可俛仰，阴中肿如有疮状，毛中痒时痛与子藏相通，小便不利常拘急，头眩，颈项急痛，手足热，气逆冲急，心烦不得卧，腹中急痛，食不下，吞酸噫苦，上下肠鸣，漏下赤白青黄黑汁，大臭如胶污衣状，皆是内伤所致。中寒即下白，热即下赤，多饮即下黑，多食即下黄，多药即下青，或喜或怒，心中常恐，或忧劳便发动，大恶风寒。

云母　芎䓖　代赭　东门边木烧，各一两　白僵蚕　海螵蛸　白垩　猬皮各六铢　鳖甲一作龟甲　桂心　伏龙肝　生鲤鱼头各十八铢

上十二味治下筛，酒服方寸匕，日三夜一。一方有龙骨干葛。

慎火草散　治崩中漏下赤白青黑，腐臭不可近，令人面黑无颜色，皮骨相连，月经失度，往来无常，小腹弦急，或苦绞痛上至心，两胁肿胀，食不生肌肤，令人偏枯，气息乏少，腰背痛连胁，不能久立，每嗜卧困懒。又方见后。

慎火草　白石脂　禹余粮　鳖甲　干姜　细辛　当归　芎䓖　石斛　芍药　牡蛎各二两　黄连　蔷薇　根皮　干地黄各四两　熟艾　桂心各一两

上十七味治下筛，空腹酒服方寸匕，日三，稍加至二匕。若寒多者，加附子椒；热多者，加知母黄芩各一两；白多者，加干姜白石脂；赤多者，加桂心代赭各二两。

禹余粮丸　治崩中，赤白不绝，困笃方。

禹余粮五两　白马蹄十两　龙骨三两　鹿茸二两　乌贼鱼骨一两

上五味为末，蜜丸梧子大。以酒服二十丸，日再，以知为度。

增损禹余粮丸　治女人劳损因成崩中，状如月经来去多不可禁止，积日不断，五脏空虚，失色黄瘦，崩竭暂止，少日复发，不耐动摇，小劳辄剧。治法且宜与汤，未宜与此丸也。发时服汤，减退即与此丸。若是疾久，可长与此方。

禹余粮　龙骨　人参　桂心　紫石英　乌头　寄生　杜仲　五味子　远志各二两　泽泻　当归　石斛　肉苁蓉　干姜各三两　蜀椒　牡蛎　甘草各一两

上十八味为末，蜜丸梧子大。空心酒下十丸，渐加至二十丸，日三服。

治女人白崩，及痔病方

槐耳　白蔹　艾叶　蒲黄　白芷各二两　黄芪　人参　续断　当归　禹余粮　陈皮　茯苓　干地黄　猬皮各三两　猪后悬蹄二十个　白马蹄四两，酒浸一宿，熬　牛角䚡四两

上十七味为末，蜜丸。每日空心酒下二十丸，日二，加之。

治妇人忽暴崩中，去血不断，或如鹅鸭肝者方

小蓟根六两　当归　阿胶　续断　竹茹　芎䓖各三两　生地黄八两　釜月下土绢裹　地榆各四两　马通一升，赤带用赤马，白带用白马

上十味㕮咀，以水八升和马通汁，煮取三升。分三服，不止，频服三四剂。未全止，续服后丸方。

续断　甘草　地榆　鹿茸　小蓟根　丹参各三十铢　干地黄二两半　芎䓖　赤石脂　阿胶　当归各一两半　柏子仁一两，《集验》作柏叶

龟甲　秦牛角䚡各三两，剉，熬令黑

上十四味为末，蜜丸如梧子大。空心酒服十丸，日再，后稍加至三十丸。

治女人崩中，去赤白方

白马蹄五两　蒲黄　鹿茸　禹余粮　白马鬐毛　小蓟根　白芷　续断各四两　人参　干地黄　柏子仁　海螵蛸　黄芪　茯苓　当归各三两　艾叶　肉苁蓉　伏龙肝各二两

上十八味为末，蜜丸如梧子大。空心饮服二十丸，日再，加至四十丸。

当归汤　治崩中去血，虚羸方。

当归　芎䓖　黄芩　芍药　甘草各二两　生竹茹二升

上六味㕮咀，以水一斗煮竹茹取六升，去滓，纳诸药，煎取三升半，分三服。忌劳动嗔怒，禁百日房事。

治崩中昼夜十数行，众医所不能瘥者方

芎䓖八两㕮咀，以酒五升煮取三升，分三服。不饮酒，水煮亦得。

治崩中下血，出血一斛，服之即断，或月经来过多，及过期不来者，服之亦佳方

吴茱萸　当归各三两　芎䓖　人参　芍药　牡丹　桂心　阿胶　生姜　甘草各二两　半夏八两　麦冬一升

上十二味㕮咀，以水一斗煮取三升，分为三服。

治暴崩中，去血不止方

牡蛎　兔骨各二两半，炙

上二味治下筛，酒服方寸匕，日三。

治女人白崩方

芎䓖　桂心　阿胶　赤石脂　小蓟根各二两　干地黄四两　伏龙肝如鸡子大七枚

上七味㕮咀，以酒六升、水四升合煮取三升，去滓，纳胶令烊尽，分三服，日三。《千金翼》止六味，无伏龙肝。

伏龙肝汤　治崩中去赤白，或如豆汁方。

伏龙肝如弹丸七枚　生姜五两　生地黄四升，一方五两　甘草　艾叶　赤石脂　桂心各二两

上七味㕮咀，以水一斗煮取三升。分四服，日三夜一。

大牛角中仁散　治积冷崩中，去血不止，腰背痛，四肢沉重，虚极方。

牛角仁一枚，烧　续断　干地黄　桑耳　白术　赤石脂　白矾　干姜　附子　龙骨　当归各三两　人参一两　蒲黄　防风　禹余粮各二两

上十五味治下筛，以温酒未食服方寸匕，日三，不知稍加。

治崩中去血，积时不止，起死方

肥羊肉三斤　干姜　当归各三两　生地黄二升

上四味㕮咀，以水二斗煮羊肉，取一斗三升，下地黄汁及诸药，煮取三升，分四服，即断。尤宜羸瘦人服之。

生地黄汤　治崩中漏下，日去数升方。

生地黄一斤　细辛三两

上二味㕮咀，以水一斗煮取六升。服七合，久服佳。

治崩中漏下赤白不止，气虚竭方

龟甲　牡蛎各三两

上二味治下筛。酒服方寸匕，日三。

又方　烧血余炭酒和服方寸匕，日三。

又方　桑耳二两半　鹿茸十八铢

上二味以醋五升渍，炙燥，渍尽为度，治下筛，服方寸匕，日三。

又方　烧鹿角为末，酒服方寸匕，日三。

又方　烧桃核为末，酒服方寸匕，日三。

又方　地榆　知母

上二各指大长一尺者，㕮咀，以醋三升东向灶中治极浓，去滓服之。

又方　桑木中蝎屎烧灰，酒服方寸匕。

治崩中下血，羸瘦少气，**调中补虚止血方**

泽兰　蜀椒各二两六铢　藁本　柏子仁　山茱萸　厚朴各十八铢　干地黄　牡蛎各一两半　代赭　桂心　防风　细辛　干姜各一两　甘草　当归　芎䓖各一两十八铢　芜荑半两

上十七味治下筛，空心温酒服方寸匕，日三，神良。一方加白芷龙骨各十八铢，人参一两十八铢，为二十味。

治崩中方

白茅根三斤　小蓟根五斤

上二味㕮咀，以水五斗煎取四斗，稍稍服之。《外台》用酒煎。

丹参酒　治崩中去血，及产余疾方。

丹参　艾叶　地黄　忍冬　地榆各五斤

上五味剉，先洗臼，熟舂，以水渍三宿，出滓煮，取汁以黍米一斛炊饭酿酒，酒熟醡之。初服四合，后稍稍添之。

牡丹皮汤　治崩中血盛，并服三剂即瘥方。

牡丹皮　干地黄　斛脉各三两　禹余粮　艾叶　龙骨　柏叶　厚朴　白芷　伏龙肝　竹茹　芎䓖　地榆各二两　阿胶一两　芍药四两

上十五味㕮咀，以水一斗五升煮取五升。分五服，相去如人行十里久再服。

治崩中单方　烧牛角末以酒服方寸匕，日三服。亦治带下。

又方　桑耳烧令黑，为末，酒服方寸匕，日二服。亦治带下。

又方　生蓟根一斤半捣取汁，温服。亦可酒煮服之。

又方　羊胰一具以醋煮，去血服之，即止。忌猪、鱼、醋滑物，犯之便死。亦治带下。

治白崩方　灸小腹横纹当脐孔直下百壮。又灸内踝上三寸左右各百壮。

论曰：治漏血不止，或新伤胎，乃产后余血不消作坚，使胞门不闭，淋漓去血，经逾日月不止者，未可以诸断血汤，宜且与牡丹丸散等，待血坚消便停也。坚血消者，所去淋沥便自止，亦渐变消少也。此后有余伤毁，不复处此，乃可作诸主治耳。妇人产乳去血多，伤胎去血多，崩中去血多，金疮去血多，拔牙齿去血多未止，心中悬虚，心闷眩冒，头重，目暗，耳聋满，举头便闷欲倒，宜且煮当归芎䓖各三两，以水四升煮取二升，去滓，分二服即定。展转续次合诸汤治之。

白垩丸　治女人三十六疾，胞中病，漏下不绝方。又方见前。

邯郸白垩　禹余粮　白芷　白石脂　干姜　龙骨　桂心　瞿

麦　大黄　石韦　白蔹　细辛　芍药　甘草　黄连　附子　当归　茯苓　钟乳　蜀椒　黄芩各半两　牡蛎　海螵蛸各十八铢

上二十三味为末，蜜丸梧子大。空心酒服五丸，日再服，不知加至十丸。

治女人漏下，或瘥或剧，常漏不止，身体羸瘦，饮食减少，或赤或白或黄，使人无子者方

牡蛎　伏龙肝　赤石脂　白龙骨　桂心　海螵蛸　禹余粮各等分

上七味治下筛，空心酒服方寸匕，日二。白多者，加牡蛎龙骨海螵蛸；赤多者，加赤石脂禹余粮；黄多者，加伏龙肝桂心，随病加之。张文仲同，亦疗崩中。《肘后》无白龙骨，以粥饮服。

治妇人漏下不止散方

鹿茸　阿胶各三两　海螵蛸　当归各二两　蒲黄一两

上五味治下筛。空心酒服方寸匕，日三，夜再服。

治女人产后漏下，及痔病下血方

白矾一两　附子一枚

上二味为末，蜜丸如梧子大。空心酒下二丸，日三，稍加至五丸，数日瘥。能百日服之，永断。

芎䓖汤　治带下漏血不止方。

芎䓖　干地黄　黄芪　芍药　吴茱萸　甘草各二两　当归　干姜各三两

上八味㕮咀，以水一斗煮取三升，分三服。若月经后，因有赤白不止者，除地黄吴茱萸，加杜仲人参各二两。

治漏下去血不止方　取水蛭治下筛。酒服一钱许，日二，恶

血消即愈。

治漏下神方　取槐子烧末，酒服方寸匕，日三，立瘥。

治漏下去黑方

干漆　麻黄　细辛　桂心各一两　甘草半两

上五味治下筛。以指撮着米饮中服之。

治漏下去赤方

白术二两　白薇半两　黄蘗二两半

上三味治下筛。空心酒服方寸匕，日三。

治漏下去黄方

黄连　大黄　桂心各半两　黄芩　䗪虫　干地黄各六铢

上六味治下筛。空心酒服方寸匕，日三。

治漏下去青方

大黄　黄芩　白薇各半两　桂心　牡蛎各六铢

上五味治下筛。空心酒服方寸匕，日三。

治漏下去白方

鹿茸一两　白蔹十八铢　狗脊半两

上三味治下筛。空心米饮服方寸匕，日三。

治女子漏下积年不断，困笃方　取鹊重巢柴烧灰作末。服方寸匕，日三服，三十日愈，甚良。重巢者，鹊去年在巢中产，今年又在上作重巢产者是也。

马通汤　治漏下血，积月不止方。

赤马通汁一升，取新马屎绞取汁，干者水浸绞取汁　生艾叶　阿胶各三两　当归　干姜各二两　好墨半圆

上六味㕮咀，以水八升，酒二升煮取三升，去滓，纳马通汁

及胶，微火煎取二升。分再服，相去如人行十里久。

马蹄屑汤 治白漏不绝方。

白马蹄 赤石脂各五两 禹余粮 海螵蛸 龙骨 牡蛎各四两 附子 干地黄 当归各三两 甘草二两 白僵蚕一两

上十一味㕮咀，以水二斗煮取九升，分六服，日三。

马蹄丸 治白漏不绝方。

白马蹄 禹余粮各四两 龙骨三两 海螵蛸 白僵蚕 赤石脂各二两

上六味为末，蜜丸梧子大。酒服十丸，不知加至三十丸。

慎火草散 治漏下方。又方见前。

慎火草十两，熬令黄 当归 鹿茸 阿胶各四两 龙骨半两

上五味治下筛。先食，酒服方寸匕，日三。

蒲黄散 治漏下不止方。

蒲黄半升 鹿茸 当归各二两

上三味治下筛。酒服五分匕，日三，不知稍加至方寸匕。

灸法

女人胞漏下血不可禁止 灸关元两旁相去三寸。

女人阴中痛引心下，及小腹绞痛，腹中五寒，灸关仪百壮，穴在膝外边上一寸宛宛中是。

女人漏下赤白及血 灸足太阴五十壮，穴在内踝上三寸，足太阴经内踝上三寸名三阴交。

女人漏下赤白，月经不调 灸交仪三十壮，穴在内踝上五寸。

女人漏下赤白 灸营池四穴三十壮，穴在内踝前后两边池中

脉上，一名阴阳是。

女人漏下赤白，四肢酸削　灸漏阴三十壮，穴在内踝下五分微动脚脉上。

女人漏下赤白泄注，灸阴阳随年壮，三报，穴在足拇趾下屈里表头白肉际是。

月经不调第四

方二十三首　灸法一首

白垩丸　治妇人月经一月再来，或隔月不来，或多或少淋沥不断，或来而腰腹痛，嘘吸不能食，心腹痛，或青黄黑色，或如水，举体沉重方。

白垩　白石脂　牡蛎　禹余粮　龙骨　细辛　海螵蛸各一两半　当归　芍药　黄连　茯苓　干姜　桂心　人参　瞿麦　石韦　白芷　白蔹　附子　甘草各一两　蜀椒半两

上二十一味为末，蜜丸如梧子大。空心酒下二十丸，日三。至月候来时，日四五服为佳。

桃仁汤　治产后及堕身，月水不调，或淋沥不断，断后复来，状如泻水，四体嘘吸，不能食，腹中坚痛不可行动，月水或前或后，或经月不来，举体沉重，惟欲眠卧，多思酸物方。

桃仁五十枚　泽兰　甘草　芎䓖　人参各二两　牛膝　桂心　牡丹皮　当归各三两　芍药　生姜　半夏各四两　地黄八两　蒲黄七合

上十四味㕮咀，以水二斗煮取六升半，分六服。

杏仁汤　治月经不调，或一月再来，或两月三月一来，或月前或月后，闭塞不通方。

杏仁二两　桃仁一两　大黄三两　水蛭　虻虫各三十枚

上五味㕮咀，以水六升煮取二升，分三服。一服当有物随大小便有所下，下多者止之，少者勿止，尽三服。

大黄朴硝汤　治经年月水不利，胞中有风冷所致，宜下之。

大黄　牛膝各五两　朴硝　牡丹　甘草　紫菀各三两，《千金翼》作紫葳　代赭一两　桃仁　虻虫　水蛭　干姜　细辛　芒硝各二两　麻仁五合

上十四味㕮咀，以水一斗五升煮取五升，去滓，纳硝令烊。分五服，五更为首，相去一炊顷，自下后将息。忌见风。

茱萸虻虫汤　治久寒月经不利，或多或少方。

吴茱萸三升　虻虫　水蛭　䗪虫　牡丹各一两　生姜一斤　小麦　半夏各一升　大枣二十枚　桃仁五十枚　人参　牛膝各三两　桂心六两　甘草一两半　芍药二两

上十五味㕮咀，以酒一斗、水二斗煮取一斗，去滓，适寒温，一服一升，日三。不能饮酒人，以水代之。汤欲成，乃纳诸虫。不耐药者，饮七合。

抵党汤　治月经不利，腹中满，时自减，并男子膀胱满急方。

虎掌《千金翼》作虎杖　大黄各二两　桃仁三十枚　水蛭二十枚

上四味以水三升煮取一升，尽服之，当下恶血为度。

七熬丸　治月经不利，手足烦热，腹满，默默不欲寐，心烦方。

大黄一两半　前胡一作柴胡　芒硝熬，各五两　葶苈　蜀椒并熬，各六铢　生姜　芎䓖各十八铢　茯苓十五铢　杏仁九铢，熬　桃仁二十枚，熬　虻虫熬　水蛭各半合，熬

上十二味为末，蜜丸如梧子大。空腹饮服七丸，日三，不知加一倍。《千金翼》无芎䓖。又一方有䗪虫牡丹各二两，为十四味。

桃仁散　治月经来绕脐痛，上冲心胸，往来寒热如疟疰状。

桃仁五十枚　䗪虫二十枚　桂心五寸　茯苓一两　薏苡仁　牛膝　代赭各二两　大黄八两

上八味治下筛。宿勿食，温酒服一钱匕，日三。

治月经往来，腹肿，腰腹痛方

䗪虫四枚　蜀椒　干姜各六铢　大黄　女青　桂心　川芎各半两

上七味治下筛。取一刀圭，先食，酒服之，日三。十日微下，善养之。

治月经不调，或月前或月后，或如豆汁，腰痛如折，两脚疼，胞中风寒，下之之方

大黄　朴硝各四两　牡丹三两　桃仁一升　人参　阳起石　茯苓　甘草　水蛭　虻虫各二两

上十味㕮咀，以水九升煮取三升，去滓，纳朴硝令烊尽。分三服，相去如一饭顷。

阳起石汤　治月水不调，或前或后，或多或少，乍赤乍白方。

阳起石　甘草　续断　干姜　人参　桂心各二两　附子一两　赤石脂三两　伏龙肝五两　生地黄一升

上十味，以水一斗煮取三升二合。分四服，日三夜一。

治妇人忧恚，心下支满，膈中伏热，月经不利，血气上抢心，欲呕不可多食，懈怠不能动方

大黄　芍药　虻虫各二两　土瓜根　蜀椒　黄芩　白术　地骨皮一作炭皮　干姜　芎䓖各一两　桂心　干漆各一两半

上十二味为末，蜜丸如梧子。每服十丸，日三，不知加之。

牛膝丸　治产后月水往来，乍多乍少，仍复不通，时时疼痛，小腹里急，下引腰身重方。

牛膝　芍药　人参　大黄各三两　牡丹皮　甘草　当归　芎䓖各二两　桂心一两　䗪虫　蛴螬　蜚蠊各四十枚　虻虫　水蛭各七十枚

上十四味为末，蜜丸如梧子。酒服五丸，日三，不知稍增。

又方　鹿角末服之。

又方　生地黄汁三升，煮取二升，服之。

又方　饮人乳汁三合。

又方　烧月经衣，井花水服之。

又方　烧白狗屎焦，作末，酒服方寸匕，日三。

又方　取白马尿服一升，良。

治月经不断方　船茹一斤净洗，河水四升半，煮取二升，分二服。

又方　服地黄酒，良。

又方　服大豆酒，亦佳。

又方　烧箕舌灰，酒服之。

又方　灸内踝下白肉际青脉上，随年壮。

卷第五上　少小婴孺方上

序例第一

择乳母附五条　方二首

论曰：夫生民之道，莫不以养小为大，若无于小，卒不成大，故《易》称：积小以成大；《诗》有厥初生民，《传》云声子生隐公。此之一义，即从微至著，自少及长，人情共见，不待经史，故今斯方先妇人小儿，而后丈夫耆老者，则是崇本之义也。然小儿气势微弱，医士欲留心救疗，立功瘥难，今之学者，多不存意，良由婴儿在于襁褓之内，乳气腥臊，医者操行英雄，讵肯瞻视，静而言之，可为大息者矣。《小品方》云：凡人年六岁以上为小，十六以上为少巢源、《外台》作十八以上为少，三十以上为壮巢源、《外台》作二十以上为壮，五十以上为老，其六岁以下，经所不载。所以乳下婴儿有病难治者，皆为无所承据也。中古有巫妨巢源作巫方者，立《小儿颅囟经》，以占夭寿，判疾病死生，世相传授，始有小儿方焉。逮于晋宋，江左推诸苏家，传习有验，流于人间。齐有徐王者，亦有《小儿方》三卷，故今之学者，颇得传授。然徐氏位望隆重，何暇留心于少小，详其方意，不甚深细，少有可采，未为至秘。今博撰诸家及自经用有效者，以为此篇，凡百居家，皆宜达兹养小之术，则无横夭之祸也。

又曰：小儿病与大人不殊，惟用药有多少为异，其惊痫客忤解颅不行等八九篇，合为此卷，下痢等余方并散在诸篇，可披而得之。

凡生后六十日，瞳子成，能咳笑应和人；百日任脉成，能自反复一作百五十日；百八十日尻骨成，能独坐；二百一十日掌骨成，能匍匐；三百日膑骨成，能独立；三百六十日膝骨成，能行。此其定法，若不能依期者，必有不平之处。

凡儿生三十二日一变，六十四日再变，变且蒸；九十六日三变，一百二十八日四变，变且蒸；一百六十日五变，一百九十二日六变，变且蒸；二百二十四日七变，二百五十六日八变，变且蒸；二百八十八日九变，三百二十日十变，变且蒸；积三百二十日小蒸毕后，六十四日大蒸，蒸后六十四日复大蒸，蒸后一百二十八日复大蒸。凡小儿自生三十二日一变，再变为一蒸，凡十变而五小蒸，又三大蒸，积五百七十六日，大小蒸都毕，乃成人。小儿所以变蒸者，是荣其血脉，改其五脏，故一变竟，辄觉情态有异。其变蒸之候，变者上气，蒸者体热。变蒸有轻重，其轻者，体热而微惊，耳冷尻冷，上唇头白泡起如鱼目珠子，微汗出；其重者，体壮热而脉乱，或汗或不汗，不欲食，食辄吐哯，目白睛微赤，黑睛微白。又云目白者重，赤黑者微，变蒸毕，自睛明矣，此其证也。单变小微，兼蒸小剧。凡蒸平者，五日而衰，远者十日而衰，先期五日，后之五日，为十日之中，热乃除耳。儿生三十二日一变，二十九日先期而热，便治之如法，至三十六七日，蒸乃毕耳，恐不解了，故重说之。且变蒸之时，不欲惊动，勿令旁多人。儿变蒸或早或晚，不如法者多。又初变之时，或热甚者，违日数不歇，审计变蒸之日，当其时有热微惊，慎不可治及灸刺，但和视之，若良久热不可已，少与紫丸微下，热歇便止；若于变蒸之中，加以时行温病，或非变蒸时而得时行者，其诊皆相似，惟耳及尻通热，口上无白泡耳，当先服黑散，以发其汗，汗出，温粉粉之，热当歇，便就瘥；若犹不都除，乃与紫丸下之；儿变蒸时，若有寒加之，即寒热交争，腰腹夭纠，啼不止者，熨之则愈也。熨法出下篇，炙粉絮熨者是。变蒸与温壮伤寒相似，若非变蒸，身热耳热尻亦热，此乃为他病，可作余治，审是变蒸，不得为余治也。

又一法，凡儿生三十二日始变，变者身热也。至六十四日再变，变且蒸，其状卧端正也。至九十六日三变，定者候丹孔出而泄。至一百二十八日四变，变且蒸，以能咳笑也，至一百六十日五变，以成机关也。至一百九十二日六变，变且蒸，五机成也。至二百二十四日七变，以能匍匐也，至二百五十六日八变，变且蒸，以知欲学语也，至二百八十八日九变，以亭亭然也。凡小儿生至二百八十八日九变四蒸也，当其变之日，慎不可妄治之，则加其疾。变且蒸者，是儿送迎月也。蒸者甚热而脉乱，汗出是也，近者五日歇，远者八九日歇也，当是蒸上，不可灸刺妄治之也。

紫丸 治小儿变蒸，发热不解，并挟伤寒温壮，汗后热不歇，及腹中有痰癖，哺乳不进，乳则吐哯，食痫，先寒后热者方。

代赭 赤石脂各一两 巴豆三十枚 杏仁五十枚

上四味末之，巴豆杏仁别研为膏，相和，更捣两千杵，当自相得。若硬，入少蜜同捣之，密器中收。三十日儿服如火麻仁一丸，与少乳汁令下，食顷后，与少乳勿令多，至日中当小下热除。若未全除，明旦更与一丸。百日儿服如赤小豆一丸，以此准量增减。夏月多热，喜令发疹，二三十日辄一服，佳。紫丸无所不疗，虽下不虚人。

黑散　治小儿变蒸中挟时行温病，或非变蒸时而得时行者方。

麻黄　杏仁各半两　大黄六铢

上三味，先捣麻黄大黄为散，别研杏仁如脂，乃细细内散，又捣令调和，纳密器中。一月儿服赤小豆大一枚，以乳汁和服，抱令得汗，汗出，温粉粉之，勿使见风。百日儿服如枣核，以儿大小量之。

择乳母法

凡乳母者，其血气为乳汁也，五情善恶，悉是血气所生也，其乳儿者，皆宜慎于喜怒。夫乳母形色所宜，其候甚多，不可求备，但取不胡臭、瘿瘘、气嗽瘺、疥痴瘙、白秃、疬疡、沉唇、耳聋、齆鼻、癫痫，无此等疾者，便可饮儿也。师见其故灸瘢，便知其先疾之源也。

初生出腹第二

论二首　凡十二事　相儿寿夭法

论曰：小儿初生，先以绵裹指，拭儿口中及舌上青泥恶血，此为之玉衡一作衔。若不急拭，啼声一发，即入腹成百疾矣。儿生落地不作声者，取暖水一器灌之，须臾当啼。儿生不作声者，此由难产少气故也，可取儿脐带向身却捋之，令气入腹，仍呵之至百度，啼声自发。亦可以葱白徐徐鞭之，即啼。儿亦生即当举之，举之迟晚，则令中寒，腹内雷鸣，乃先浴之，然后断脐，不得以刀子割之，须令人隔单衣物咬断，兼以暖气呵七遍，然后缠结，所留脐带，令至儿足趺上，短则中寒，令儿腹中不调，常下痢。若先断脐，然后浴者，则脐中水，脐中水则发腹痛。其脐断讫，连脐带中多有虫，宜急剔拨去之，不尔，入儿腹成疾。断儿脐者，当令长六寸，长则伤肌，短则伤脏。不以时断，若挼汁不尽，则令暖气渐微，自生寒，令儿脐风。生儿宜用其父故衣裹之，生女宜以其母故衣，皆勿用新帛为善。不可令衣过厚，令儿伤皮肤害血脉，发杂疮而黄。儿衣绵帛，特忌厚热，慎之慎之。凡小儿始生，肌肤未成，不可暖衣，暖衣则令筋骨缓弱。宜时见风日，若都不见风日，则令肌肤脆软，便宜中伤，皆当以故絮衣之，勿用新绵也。凡天和暖无风之时，令母将儿于日中嬉戏，数见风日，则血凝气刚，肌肉牢密，堪耐风寒，不致疾病，若常藏在帏帐之中，重衣温暖，譬犹阴地之草木，不见风日，软脆不堪风寒也。

凡裹脐法，椎治白练令柔软，方四寸，新绵厚半寸，与帛等合之，调其缓急，急则令儿吐哯。儿生二十日，乃解视脐。若十许日儿怒啼，似衣中有刺者，此或脐燥还刺其腹，当解之，易衣更裹。裹脐时闭户下帐，燃火令帐中温暖，换衣亦然，仍以温粉粉之，此谓冬时寒也。若脐不愈，烧绛帛末粉之。若过一月，脐有汁不愈，烧虾蟆灰粉之，日三四度。若脐中水及中冷，则令儿腹绞痛，夭纠啼呼，面目青黑，此是中水之过，当炙粉絮以熨之，不时治护。脐至肿者，当随轻重，重者便灸之，乃可至八九十壮，轻者脐不大肿，但出汁，时时啼呼者，

捣当归末和胡粉敷之，炙絮日熨之，至百日愈，以啼呼止为候。若儿粪青者，冷也，与脐中水同。儿洗浴断脐竟，𫌀抱毕，未可与朱蜜，宜与甘草汤，以甘草如手中指一节许，打碎，以水二合煮取一合，以绵缠沾取，与儿吮之，连吮汁，计得一蚬壳入腹止，儿当快吐，吐去心胸中恶汁也。如得吐，余药更不须与，若不得吐，可消息计如饥渴，须臾更与之。若前所服及更与并不得吐者，但稍稍与之，令尽此一合止，如得吐去恶汁，令儿心神智能无病也。饮一合尽都不吐者，是儿不含恶血耳，勿复与甘草汤，乃可与朱蜜，以镇心神，安魂魄也。

儿新生三日中与朱蜜者，不宜多，多则令儿脾胃冷，腹胀，喜阴痫，气急变噤痉而死。新生与朱蜜法，以飞炼朱砂如大豆许，

以赤蜜一蚬壳和之，以绵缠箸头沾取，与儿吮之，得三沾止，一日令尽此一豆许。可三日与之，则用三豆许也。勿过，此则伤儿也。与朱蜜竟，可与牛黄如朱蜜多少也，牛黄益肝胆除热，定精神止惊，辟恶气，除小儿百病也。新生三日后，应开肠胃，助谷神，可研米作厚饮，如乳酪厚薄，以豆大与儿咽之，频咽三豆许止，日三与之，满七日可与哺也。儿生十日始哺如枣核，二十日倍之，五十日如弹丸，百日如枣。若乳汁少，不得从此法，当用意小增之。若三十日而哺者，令儿无疾，儿哺早者，儿不胜谷气，令生病，头面身体喜生疮，愈而复发，令儿尫弱难养。三十日后，虽哺勿多，若不嗜食，勿强与之，强与之不消，复生疾病。哺乳不进者，腹中皆有痰癖也，当以四物紫丸微下之，节哺乳，数日便自愈。小儿微寒热，亦当尔利之，要当下之，然后乃瘥。凡乳儿不欲太饱，饱则呕吐，每候儿吐者，乳太饱也，以空乳乳之即消，日四。乳儿若脐未愈，乳儿太饱，令风中脐也。夏不去热乳，令儿呕逆，冬不去寒乳，令儿咳痢。母新房以乳儿，令儿羸瘦，交胫不能行；母有热以乳儿，令变黄不能食；母怒以乳儿，令喜惊发气疝，又令上气疝癫狂；母新吐下以乳儿，令虚羸；母醉以乳儿，令身热腹满。凡新生小儿，一月内常饮猪乳，大佳。凡乳母乳儿，当先极挼，散其热气，勿令汁奔出，令儿噎，辄夺其乳，令得息，息已，复乳之，如是十返五返，视儿饥饱节度，知一日中几乳而足，以为常。又常捉去宿乳，儿若卧，乳母当以臂枕之，令乳与儿头平乃乳之，令儿不噎。母欲寐则夺其乳，恐填口鼻，又不知饥饱也。

浴儿法

凡浴小儿汤，极须令冷热调和，冷热失所，令儿惊，亦致五脏疾也。凡儿冬不可久浴，浴久则伤寒，夏不可久浴，浴久则伤热，数浴背冷则发痫。若不浴，又令儿毛落。新生浴儿者，以猪胆一枚，取汁投汤中以浴儿，终身不患疮疥。勿以杂水浴之。儿生三日，宜用桃根汤浴，桃根、梅根、李根各二两，枝亦得，㕮咀之，以水三斗煮二十沸，去滓浴儿，良。去不祥，令儿终身无疮疥。治小儿惊，辟恶气，以金虎汤浴，金一斤，虎头骨一枚，以水三斗煮为汤浴，但须浴，即煮用之。凡小儿初出腹有鹅口者，其舌上有白屑如米，剧者鼻外外一作中亦有之，此由儿在胞胎中受谷气盛故也，或妊娠时嗜糯米使之然。治之法，以发缠箸头沾井花水撩拭之，三日如此，便脱去也，如不脱，可煮栗荴汁令浓，以绵缠箸头拭之，若春夏无栗荴，可煮栗木皮，如用井花水法。小儿初出腹有连舌，舌下有膜如石榴子中隔，连其舌下，后喜令儿言语不发不转也，可以爪摘断之，微有血出无害，若血出不止，可烧发作灰末敷之，血便止也。小儿出腹六七日后，其血气收敛成肉，则口舌喉颊里清净也，若喉里舌上有物，如芦箨盛水状者，若悬痈有胀起者，可以绵缠长针，留刃处如粟米许大，以刺决之，令气泄，去青黄赤血汁也，一刺之止，消息，一日未消者，来日又刺之，不过三刺，自消尽，余小小未消，三刺亦止，自然得消也。有着舌下如此者，名重舌，有着颊里及上腭如此者，名重腭，有着齿龈上者，名重龈，皆刺去血汁也。

小儿生辄死治之法

当候视儿口中悬痈前上腭有胞者，以指摘取头，决令溃去血，勿令血入咽，入咽杀儿，急急慎之。

小儿初出腹，骨肉未敛，肌肉犹是血也，血凝乃坚成肌肉耳。其血沮败不成肌肉，则使面目绕鼻口左右悉黄而啼，闭目，聚口撮面，口中干燥，四肢不能伸缩者，皆是血脉不敛也，喜不育。若有如此者，皆宜与龙胆汤也。方出下惊痫篇。

相儿命短长法

儿初生叫声连延相属者，寿。

声绝而复扬急者，不寿。

啼声散，不成人。

啼声深，不成人。

脐中无血者，好。

脐小者，不寿。

通身软弱如无骨者，不寿。

鲜白长大者，寿。

自开目者，不成人。

目视不正，数动者，大非佳。

汗血者，多厄不寿。

汗不流，不成人。

小便凝如脂膏，不成人。

头四破，不成人。

常摇手足者，不成人。

早坐早行，早齿早语，皆恶性，非佳人。

头毛不周匝者，不成人。

发稀少者强，不听人。一作不聪。

额上有旋毛，早贵，妨父母。

儿生枕骨不成者，能言而死。

尻骨不成者，能倨而死。

掌骨不成者，能匍匐而死。

踵骨不成者，能行而死。

膑骨不成者，能立而死。

身不收者，死。

鱼口者，死。

股间无生肉者，死。

颐下破者，死。

阴不起者，死。

阴囊下白者死，赤者死。

卵缝通达黑者，寿。

论曰：儿三岁以上十岁以下，视其性气高下，即可知其夭寿大略。儿小时识悟通敏过人者，多夭，大则项托颜回之流是也。小儿骨法，成就威仪，回转迟舒，稍费人，精神雕琢者，寿。其预知人意，回旋敏速者，亦夭，即杨修孔融之徒是也。由此观之，夭寿大略可知也。亦由梅花早发，不睹岁寒，菊花晚成，终于年事，是知晚成者，寿之兆也。

惊痫第三

中风附　论三首　候痫法一首

方十三首　灸法二十六首

论曰：少小所以有痫病及痉病者，皆由脏气不平故也。新生即痫者，是其五脏不收敛，血气不聚，五脉不流，骨怯不成也，多不全育。其一月四十日以上至期岁而痫者，亦由乳养失理，血气不和，风邪所中也，病先身热，掣疭惊啼叫唤，而后发痫。脉浮者为阳痫，病在六腑，外在肌肤，犹易治也。病先身冷，不惊掣，不啼呼，而病发时脉沉者，为阴痫，病在五脏，内在骨髓，极难治也。病发身软时醒者，谓之痫也；身强直，反张如弓，不时醒者，谓之痉也。诸反张，大人脊下容侧手，小儿容三指者，不可复治也。凡脉浮之与沉，以判其病在阴阳表里耳。其浮沉，复有大小滑涩虚实迟快诸证，各依脉形为治。《神农本草经》说：小儿惊痫有一百二十种，其证候微异于常，便是痫候也。初出腹，血脉不敛，五脏未成，稍将养失宜，即为病也。时不成人，其经变蒸之后有病，余证并宽，惟中风最暴卒也。小儿四肢不好，惊掣，气息小异，欲作痫，及变蒸日满不解者，并宜龙胆汤也。凡小儿之痫有三种，有风痫，有惊痫，有食痫。然风痫惊痫时时有耳，十儿之中未有一二是食痫者。凡是先寒后热发者，皆是食痫也。惊痫当按图灸之；风痫当与猪心汤；食痫当下乃愈，紫丸佳。凡小儿所以得风痫者，缘衣暖汗出，风因入也。风痫者，初得之时，先屈指如数，乃发作者，此风痫也；惊痫者，起于惊怖大啼，乃发作者，此惊痫也。惊痫微者，急持之，勿复更惊之，或自止也；其先不哺乳，吐而变热，后发痫，此食痫，早下则瘥，四味紫丸逐癖饮最良，去病速而不虚人。赤丸本无赤丸方，诸医方并无。按此服四味紫丸不得不下者，当以赤丸，赤丸瘥驶，疾重者，当用之。今次后癖结胀满篇中第一方，八味名紫双丸者，用朱砂色当赤，用巴豆又用甘遂，比紫丸当驶，疑此即赤丸也瘥驶，病重者当用之。凡小儿不能乳哺，当与紫丸下之。小儿始生，生气尚盛，但有微恶，则须下之，必无所损，及其愈病，则致深益，若不时下，则成大疾，疾成则难治矣。凡下，四味紫丸最善，虽下不损人，足以去疾。若四味紫丸不得下者，当以赤丸下之。赤丸不下，当倍之。若已下而有余热不尽，当按方作龙胆汤，稍稍服之，并摩赤膏。方见此篇末。风痫亦当下之，然当以猪心汤下之，惊痫但按图灸之及摩生膏方见本篇末。不可大下也。何者，惊痫心气不定一作足，下之内虚，益令甚尔。惊痫甚者，特为难治，故养小儿，常慎惊，勿令闻大声，抱持之间，当安徐勿令怖也。又天雷时，当塞儿耳，并作余细声以乱之也。凡养小儿，皆微惊以长血脉，但不欲大惊，大惊乃灸惊脉，若五六十日灸者，惊复更甚，生百日后灸惊脉乃善。儿有热不欲哺乳，卧不安，又数惊，此痫之初也，服紫丸便愈，不愈，复与之。儿眠时小惊者，一月辄一以紫丸下之，减其盛气，令儿不病痫也。儿立夏后有病，治之慎勿妄灸，不欲吐下，但以除热汤浴之，除热散粉之，除热汤散见下篇伤寒条中。除热赤膏摩之。又以膏涂脐中，令儿在凉处，勿禁水浆，常以新水饮之。小儿衣甚薄，则腹中乳食不消，不消则大便皆醋臭，此欲为癖之渐也，便将紫丸以微消之。服法先从少起，常令大便稀，勿大下也，稀后便渐减之，不醋臭，乃止药也。凡小儿冬月下无所畏，夏月下难瘥，然有病者，不可不下，下后腹中当小胀满，故当节哺乳数日，不可妄下。又乳哺小儿，常令多少有常剂，儿渐大，当稍稍增之，若减少者，此腹中已有小不调也，便微服药，勿复哺之，但当与乳，甚者十许日，微者五六日止，哺自当如常。若都不肯食哺，而但欲乳者，此是有癖，为疾重，要当下之，不可不下，不下则致寒热，或吐而发痫，或更致下痢，此皆病重，不早下之所为也，此即难治矣。但先治其轻时，儿不耗损而病速愈矣。凡小儿屎黄而臭者，此腹中有伏热，宜微将服龙胆汤；若白而醋臭者，此挟宿寒不消也，当服紫丸，微者少与药，令内消，甚者小增药，令小下，皆复节乳哺数日，令胃气平和，若不节乳哺，则病易复，复下之则伤其胃气，令腹胀满，再三下之尚可，过此伤矣。凡小儿有癖，其脉大必发痫，此为食痫，下之便愈，当审候掌中与三指脉，不可令起，而不时下，致于发痫，则难疗矣。若早下之，此脉终不起也。脉在掌中尚可早疗，若至指则病增也。凡小儿腹中有疾生，则身寒热，寒热则血脉动，动则心不定，心不定则易惊，惊则痫发速也。

候痫法

夫痫，小儿之恶病也，或有不及求医而致困者也。然气发于内，必先有候，常宜审察其精神，而采其候也。

手白肉鱼际脉黑者，是痫候；鱼际脉赤者，热。

脉青大者，寒；脉青细，为平也。

鼻口干燥，大小便不利，是痫候。

眼不明，上视喜阳，是痫候。

耳后完骨，上有青络盛，卧不静，是痫候。青脉刺之，令血出也。

小儿发逆上，啼笑面暗，色不变，是痫候。

鼻口青，时小惊，是痫候。

目闭青，时小惊，是痫候。

身热，头常汗出，是痫候。

身热，吐哯而喘，是痫候。

身热，目时直视，是痫候。

卧惕惕而惊，手足振摇，是痫候。

卧梦笑，手足动摇，是痫候。

意气下而妄怒，是痫候。

咽乳不利，是痫候。

目瞳子卒大，黑于常，是痫候。

喜欠，目上视，是痫候。

身热，小便难，是痫候。

身热，目视不精，是痫候。

吐痢不止，厥痛时起，是痫候。

弄舌摇头，是痫候。

以上诸候二十条，皆痫之初也。见其候，便爪其阳脉所应灸，爪之皆重手，令儿骤啼，及足绝脉，亦依方与汤。直视瞳子动，腹满转鸣，下血，身热，口禁不得乳，反张脊强，汗出发热，为卧不悟，手足掣疭，善惊，凡八条，痫之剧者也。如有此，非复汤爪所能救，便当时灸。

论曰，若病家始发，便来诣师，师可诊候，所解为法，作次序治之，以其节度首尾取瘥也。病家已经杂治无次序，不得制病，病则变异其本候，师便不知其前证虚实，只依后证作治，亦不得瘥也。要应精问察之，为前师所配，依取其前踪迹以为治，乃无逆耳。前师处汤，本应数剂乃瘥，而病家服一两剂未效，便谓不验，以后更问他师，师不寻前人为治寒温次序，而更为治，而不次前师治则弊也。或前已下之，后须平和疗以接之，而得瘥也；或前人未下之；或不去者；或前治寒温失度，后人应调治之，是为治败病，皆须邀射之，然后免耳，不依次第及不审察，必及重弊也。

龙胆汤　治婴儿出腹，血脉盛实，寒热温壮，四肢惊掣，发热大吐哯者，若已能进哺，中食实不消，壮热及变蒸不解，中客人鬼气，并诸惊痫，方悉主之。十岁以下小儿皆服之，小儿龙胆汤第一，此是新出腹婴儿方，若日月长大者，以次依此为例，若必知客忤及有魃气者，可加人参当归，各如龙胆多少也。一百日儿加三铢，二百日儿加六铢，一岁儿加半两，余药皆准耳。

龙胆　钩藤皮　柴胡　黄芩　桔梗　芍药　茯苓一作茯神　甘草各六铢　蜣螂二枚　大黄一两

上十味㕮咀，以水一升煮取五合为剂也。服之如后节度，药有虚实，虚药宜足数合水也。儿生一日至七日，分一合，为三服；儿生八日至十五日，分一合半，为三服；儿生十六日至二十日，分二合，为三服；儿生二十日至三十日，分三合，为三服；儿生三十日至四十日，尽以五合，为三服；皆得下即止，勿复服也。

大黄汤　治少小风痫，积聚，腹痛夭矫，二十五痫方。

大黄　人参　细辛　干姜　当归　甘皮各三铢

上六味㕮咀，以水一升煮取四合，服如枣许，日三。

白羊鲜汤　治小儿风痫，胸中有痰方。

白羊鲜三铢　蚱蝉二枚　大黄四铢　甘草　钩藤皮　细辛各二铢　牛黄如大豆四枚　蛇蜕皮一寸

上八味㕮咀，以水二升半煮取一升二合，分五服，日三。若服已尽而痫不断者，可更加大黄钩藤各一铢，以水渍药半日，然后煮之。

增损续命汤　治小儿卒中风，恶毒，及久风，四肢角弓反张不随，并㿜痪，僻不能行步方。

麻黄　甘草　桂心各一两　芎䓖　葛根　升麻　当归　独活各十八铢　人参　黄芩　石膏各半两　杏仁二十枚

上十二味㕮咀，以水六升煮麻黄，去上沫，乃纳诸药，煮取一升二合，三岁儿分为四服，一日令尽，少取汗，得汗，以粉粉之。

石膏汤　治小儿中风，恶痱不能语，口眼了戾，四肢不随方。

石膏一合　麻黄八铢　甘草　射干　桂心　芍药　当归各四铢　细辛二铢

上八味㕮咀，以水三升半先煮麻黄三沸，去上沫，纳余药煮取一升，三岁儿分为四服，日三。

治少小中风，状如欲绝汤方

大黄　牡蛎　龙骨　瓜蒌根　甘草　桂心各十二铢　赤石脂　石膏各六铢

上八味㕮咀，以水一升纳药重半两，煮再沸，绞去滓，半岁儿服如鸡子大一枚，大儿尽服，入口中即愈，汗出粉之。药无毒，可服，日二。有热加大黄；不汗加麻黄；无石膏，朴硝代之。

治少小中风，手足拘急，**二物石膏汤方**

石膏如鸡子大一块，碎　朱砂一两

上以水二升煮石膏五六沸，纳朱砂，煮取一升，稍稍分服之。

治少小中风，脉浮发热，自汗出，项强，鼻鸣干呕，**桂枝汤方**

桂心一两　甘草一两　芍药一两　大枣四枚　生姜一两

上五味，㕮咀三物，以水三升煮取一升，分三服。此方与伤寒篇中方相重。

治少小新生中风，**二物驴毛散方**

驴毛一把，取背前交脊上会中，拔取如手拇指大一把　麝香二豆大

上以乳汁和，铜器中微火煎，令焦熟出，末之。小儿不能饮，以乳汁和之，苇筒贮，泻着咽中，然后饮乳，令入腹。

茵芋丸　治少小有风痫疾，至长不除，或遇天阴节变便发动，食饮坚强亦发，百脉挛缩，行步不正，言语不便者，服之永

不发方。

茵芋叶　铅丹　秦艽　钩藤皮　石膏　杜衡　防葵各一两　菖蒲　黄芩各一两半　松萝半两　蜣螂十枚　甘草三两

上十二味末之，蜜丸如赤小豆大，三岁以下服五丸，三岁以上服七丸，五岁以上服十丸，十岁以上可至十五丸。

镇心丸　治小儿惊痫百病，镇心气方。

银屑十二铢　水银二十铢　牛黄六铢　大黄六分　茯苓三分　茯神　远志　防己　白蔹　雄黄　人参　芍药各二分　紫石英　朱砂　防葵　铁精各四分

上十六味，先以水银和银屑如泥，别治诸药和丸。三岁儿如火麻仁二丸，随儿大小增之，一方无牛黄一味。

治少小心腹热，除热，**丹参赤膏方**

丹参　雷丸　芒硝　大青盐　大黄各二两

上五味㕮咀，以苦酒半升浸四种一宿，以成炼猪肪一斤煎，三上三下，去滓，乃纳芒硝，膏成。以摩心下，冬夏可用。一方但用丹参雷丸，亦佳。

治少小新生肌肤幼弱，喜为风邪所中，身体壮热，或中大风，手足惊掣，**五物甘草生摩膏方**

甘草　防风各一两　白术　桔梗各二十铢　雷丸二两半

上五味㕮咀，以不中水猪肪一斤煎为膏，以煎药，微火上煎之，消息视稠浊，膏成去滓，取如弹丸大一枚，炙手以摩儿百遍，寒者更热，热者更寒，小儿虽无病，早起常以膏摩囟上及手足心，甚辟风寒。

灸 法

论曰：小儿新生无疾，慎不可逆针灸之，如逆针灸则忍痛，动其五脉，因喜成痫。河洛关中，土地多寒，儿喜病痉，其生儿三日，多逆灸以防之，又灸颊以防噤。有噤者，舌下脉急，牙车筋急。其土地寒，皆决舌下去血，灸颊以防噤也。吴蜀地温，无此疾也。古方既传之，今人不详南北之殊，便按方而用之，是以多害于小儿也。所以田舍小儿，任其自然皆得，无有夭横也。小儿惊啼，眠中四肢掣动，变蒸未解，慎不可针灸爪之，动其百脉，仍因惊成痫也，惟阴痫噤痉可针灸爪之。凡灸痫，当先下儿使虚，乃承虚灸之，未下有实而灸者，气逼前后不通，杀人。痫发平旦者，在足少阳。晨朝发者，在足厥阴；日中发者，在足太阳。黄昏发者，在足太阴；人定发者，在足阳明；夜半发者，在足少阴。

上痫发时病所在，视其发早晚，灸其所也。

痫有五脏之痫，六畜之痫，或在四肢，或在腹内，审其候，随病所在灸之，虽少必瘥，若失其要，则为害也。

肝痫之为病，面青，目反视，手足摇，灸足少阳厥阴各三壮；

心痫之为病，面赤，心下有热，短气，息微数，灸心下第二肋端宛宛中，此为巨阙也，又灸手心主及少阴各三壮；

脾痫之为病，面黄腹大，喜痢，灸胃管三壮，挟胃管旁灸二壮，足阳明太阴各二壮；

肺痫之为病，面目白，口沫出，灸肺俞三壮，又灸手阳明太阴各二壮；

肾痫之为病，面黑，正直视不摇如尸状，灸心下二寸二分三壮，又灸肘中动脉各二壮，又灸足太阳少阴各二壮；

鬲痫之为病，目反，四肢不举，灸风府，又灸顶上鼻人中下唇承浆，皆随年壮；

肠痫之为病，不动摇，灸两承山，又灸足心两手劳宫，又灸两耳后完骨，各随年壮，又灸脐中五十壮。

上五脏痫证候。

马痫之为病，张口摇头，马鸣，欲反折，灸项风府脐中二壮；病在腹中，烧马蹄，末，服之良。

牛痫之为病，目正直视，腹胀，灸鸠尾骨及大椎各二壮，烧牛蹄，末，服之良。

羊痫之为病，喜扬目吐舌，灸大椎上三壮。

猪痫之为病，喜吐沫，灸完骨两旁各一寸七壮。

犬痫之为病，手屈拳挛，灸两手心一壮，灸足太阳一壮，灸肋户一壮。

鸡痫之为病，摇头反折，喜惊自摇，灸足诸阳各三壮。

上六畜痫证候。

小儿暴痫，灸两乳头；女儿灸乳下二分。

治小儿暴痫者，身躯正直如死人，及腹中雷鸣，灸太仓及脐中上下两旁各一寸，凡六处；又灸当腹度取背，以绳绕颈下至脐中竭，便转绳向背顺脊下行，尽绳头，灸两旁各一寸五壮。若面白啼声色不变，灸足阳明太阴。若目反上视，眸子动，当灸囟中。取之法：横度口尽两吻际，又横度鼻下，亦尽两边，折去鼻度半，都合口为度，从额上发际上行度之，灸度头一处，正在囟上未合骨中，随手动者是，此最要处也；次灸当额上入发二分许，直望鼻为正；次灸其两边，当目瞳子直上入发际二分许；次灸顶上回毛中；次灸客主人穴，在眉后际动脉是；次灸两耳门，当耳开口则骨解开动张陷是也；次灸两耳上，卷耳取之，当卷耳上头是也。一法大人当耳上横三指，小儿各自取其指也；次灸两耳后完骨上青脉，亦可以针刺令血出；次灸玉枕，项后高骨是也；次灸两风池，在项后两辕动筋外发际陷中是也；次灸风府，当项中央发际，亦可与风池三处，高下相等；次灸头两角，两角当回毛两边起骨是也。

上头部凡十九处，儿生十日可灸三壮，三十日可灸五壮，五十日可灸七壮。病重俱灸之，轻者惟灸囟中、风池、玉枕也。艾使熟，炷令平正着肉，火势乃至病所也，艾若生，炷不平正不着肉，徒灸多炷，故无益也。

若腹满短气转鸣，灸肺募，在两乳上第二肋间宛宛中，悬绳取之，当瞳子是；次灸膻中；次灸胸堂；次灸脐中；次灸薜息，薜息在两乳下，第一肋间宛宛中是也；次灸巨阙，大人去鸠尾下一寸，小儿去脐作六分分之，去鸠尾下一寸是也。并灸两边；次灸胃管；次灸金门，金门在谷道前囊之后，当中央是也，从阴囊下度至大孔前，中分之。

上腹部十二处，胸堂、巨阙、胃管，十日儿可灸三壮，一月以上可五壮，阴下缝中可三壮，或云随年壮。

若脊强反张，灸大椎，并灸诸藏输及督脊上当中，从大椎度至穷骨中屈，更从大椎度之，灸度下头，是督脊也。

上背部十二处，十日儿可灸三壮，一月以上可灸五壮。

若手足掣疭惊者，灸尺泽，次灸阳明，次灸少商，次灸劳宫，次灸心主，次灸合谷，次灸三间，次灸少阳。

上手部十六处，其要者阳明，少商，心主，尺泽，合谷，少阳也，壮数如上。

又灸伏兔，次灸三里，次灸腓肠，次灸鹿溪，次灸阳明，次灸少阳，次灸然谷。

上足部十四处，皆要可灸，壮数如上。

手足阳明，谓人四指，凡小儿惊痫皆灸之，若风病大动，手足掣疭者，尽灸手足十指端，又灸本节后。

客忤第四

魅病　夜啼　惊啼附　论二首

方三十二首　灸法一首　咒法二首

论曰：少小所以有客忤病者，是外人来气息忤之，一名中人，是为客忤也。虽是家人或别房异户，虽是乳母及父母，或从外还，衣服经履鬼神粗恶暴气，或牛马之气，皆为忤也。执作喘息，乳气未定者，皆为客忤。其乳母遇醉及房劳喘后乳儿最剧，能杀儿也，不可不慎。凡诸乘马行，得马汗气臭，未盥洗易衣装，而便向儿边，令儿中马客忤，儿卒见马来，及闻马鸣惊，及马上衣物马气，皆令小儿中马客忤，慎护之，特重一岁儿也。凡小儿衣，布帛绵中不得有头发，履中亦尔。白衣青带，青衣白带，皆令中忤。凡非常人及诸物从外来，亦惊小儿致病，欲防之法，诸有从外来人及有异物入户，当将儿避之，勿令见也，若不避者，烧牛屎，令常有烟气置户前，则善。

小儿中客为病者，无时不有此病也，而秋初一切小儿皆病者，岂是一切小儿悉中客邪。夫小儿所以春冬少病，秋夏多病者，秋夏小儿阳气在外，血脉嫩弱，秋初夏末，晨夕时有暴冷，小儿嫩弱，其外则易伤暴冷折其阳，阳结则壮热，胃冷则下痢，是故夏末秋初，小儿多壮热而下痢也，未必系是中客及魃也。若治少小法，夏末秋初常宜候天气温凉也，有暴寒卒冷者，其少小则多患壮热而下痢也，慎不可先下之，皆先杀毒，后下之耳。《玄中记》云：天下有女鸟，名曰姑获《肘后》《子母秘录》作乌获，一名天帝女，一名隐飞鸟，一名夜行游女，又名钓星鬼，喜以阴雨夜过飞鸣，徘徊入村里，唤得来者是也。鸟纯雌无雄，不产，阴气毒化生，喜落毛羽于人中庭，置儿衣中，便令儿作痫，病必死，即化为其儿也。是以小儿生至十岁，衣被不可露，七八月尤忌。

凡中客忤之为病，类皆吐下青黄白色，水谷解离，腹痛夭纠，面色变易，其候似痫，但眼不上插耳，其脉急数者是也。宜与龙胆汤下之，加人参当归，各如龙胆称分等多少也。

小儿中客，急视其口中悬痈左右，当有青黑肿脉，核如麻豆大，或赤或白或青，如此便宜用针速刺溃去之，亦可爪摘决之，并以绵缠钗头拭去血也。少小中客之为病，吐下青黄赤白汁，腹中痛，及反倒偃侧，喘似痫状，但目不上插，少睡耳，面变五色，其脉弦急，若失时不治，小久则难治矣。欲疗之方　用豉数合，水拌令湿，捣熟，丸如鸡子大，以摩儿囟及手足心，各五六遍毕，以丸摩儿心及脐，上下行转摩之，食顷，破视其中，当有细毛，即掷丸道中，痛即止。

治少小中客忤，强项欲死方　取衣中白鱼十枚，为末，以敷母乳头上，令儿饮之，入咽立愈。一方二枚着儿母手，掩儿脐中，儿吐下愈，亦以摩儿项及脊强处。

治少小客忤，**二物黄土涂头方**　灶中黄土地龙屎等分捣，合水和如鸡子黄大，涂儿头上及五心，良。一方云鸡子清和如泥。

又方　吞麝香如大豆许，立愈。

治少小犯客忤，发作有时者方　以母月衣覆儿上，大良。

治小儿卒中忤方　剪取驴前膊胛上旋毛，大如弹子，以乳汁煎之，令毛消药成，着乳头饮之，下喉即愈。

又方　烧母衣带三寸并发，合乳汁，服之。

又方　取牛鼻津服之。

又方　取牛口沫敷乳头，饮之。

治小儿寒热及赤气中人，一物猪蹄散方　猪后脚悬蹄烧末，捣筛，以饮乳汁一撮，立效。

治少小卒中客忤，不知人者方　取热马屎一丸，绞取汁饮儿，下便愈。亦治中客忤而嚘啼，面青腹强者。

治少小见人来卒不佳，腹中作声者，二物烧发散方　用向来者人囟上发十茎，断儿衣带少许，合烧灰，细末，和乳饮儿，即愈。

治小儿卒客忤方　铜镜鼻烧令红，着少许酒中，大儿饮之；小儿不能饮者，含与之，即愈。

治少小中忤，一物马通浴汤方　马通三升，烧令烟绝，以酒一斗煮三沸，去滓。浴儿即愈。

治小儿中人忤，嚘啼，面青腹强者，一物猪通浴方　猳猪通二升，以热汤灌之，适寒温，浴儿。

小儿中马客忤而吐不止者　灸手心主、间使、大都、隐白、三阴交各三壮。可用粉丸如豉法，并用唾，唾而咒之，咒法如下：

咒客忤法　咒曰：摩家公，摩家母，摩家子儿苦客忤，从我始，扁鹊虽良不如善唾良。咒讫，弃丸道中。

又法　取一刀横着灶上，解儿衣，发其心腹讫，取刀持向儿咒之唾，辄以刀拟向心腹，啡啡音非，出唾貌曰：煌煌日，出东方，背阴向阳，葛公葛公，不知何公，子来不视，去不顾，过与生人忤。梁上尘，天之神，户下土，鬼所经，大刀环犀对灶君。二七唾客愈。儿惊，唾啡啡如此。二七啡啡，每唾以刀拟之，咒当三遍乃毕，用豉丸如上法，五六遍讫，取此丸破视其中有毛，弃丸道中，客忤即愈矣。

小儿魃方

论曰：凡小儿所以有魃病者，是妇人怀娠，有恶神导其腹中胎，妒忌他小儿令病也。魃者，小鬼也音奇，妊娠妇人不必悉招魃魅，人时有此耳。魃之为疾，喜微微下痢，寒热，或有去来，毫毛鬓发，狰狞不悦，是其证也，宜服龙胆汤。凡妇人先有小儿未能行，而母更有娠，使儿饮此乳，亦作魃也，令儿黄瘦骨立，发落壮热，是其证也。

治魃方　炙伏翼，熟嚼哺之。

又方　烧伏翼，末，饮服之。

又方　以水二升煮萹蓄冬瓜各四两，取浴之。

治少小客魃挟实，**白鲜皮汤方**

白鲜皮　大黄　甘草各一两　芍药　茯苓　细辛　桂心各十八铢

上七味㕮咀，以水二升煮取九合，分三服。

小儿夜啼方

龙角丸 主小儿五惊夜啼方。

龙角三铢 牡蛎九铢，一作牡丹 川大黄九铢 黄芩半两 蚱蝉二枚 牛黄如赤小豆，五枚

上六味末之，蜜丸如火麻仁。蓐裹儿服二丸，随儿大小，以意增减之。崔氏名五惊丸。

治小儿夜啼，至明即安寐，**芎䓖散方**

芎䓖 白术 防己各半两

上三味治下筛，以乳和与儿服之，量多少。又以儿母手掩脐中，亦以摩儿头及脊，验。二十日儿未能服散者，以乳汁和之，服如火麻仁一丸，儿大能服药者，以意斟酌之。

治少小夜啼，一物前胡丸方 前胡随多少捣末，以蜜和丸如大豆。服一丸，日三，稍加至五六丸，以瘥为度。

又方 以妊娠时食饮偏有所思者物，以此哺儿，则愈。

又方 伏龙肝 交道中土各一把

上二味治下筛，水和少许饮之。

又方 取马骨烧灰，敷乳上饮儿，啼即止。

治小儿夜啼不已，医所不治者方 取狼屎中骨，烧灰为末，水服如黍米粒大二枚，即定。

治小儿惊啼方 取鸡屎白熬末，以乳服之，佳。

又方 酒服血余炭灰。

又方 腊月缚猪绳烧灰，服之。

又方 烧猬皮三寸灰，着乳头饮之。

又方　车辖脂如赤小豆许，纳口中及脐中。

千金汤　主小儿暴惊啼绝死，或有人从外来，邪气所逐，令儿得疾，众医不治方。

蜀椒　左顾牡蛎各六铢，碎

上二味，以醋浆水一升煮取五合，一服一合。

伤寒第五

寒热温疟附　论一首

方三十五首　灸法一首

论曰：夫小儿未能冒涉霜雪，乃不病伤寒也，大人解脱之久，伤于寒冷，则不论耳。然天行非节之气，其亦得之。有时行疾疫之年，小儿出腹便患斑者也，治其时行节度，故如大人法，但用药，分剂少异，药小冷耳。治小儿未满百日伤寒，鼻衄身热呕逆，**麦冬汤方**

麦冬十八铢　石膏　寒水石　甘草各半两　桂心八铢

上五味㕮咀，以水二升半煮取一升，分服一合，日三。

治少小伤寒，**芍药四物解肌汤方**

芍药　黄芩　升麻　葛根各半两

上四味㕮咀，以水三升煮取九合，去滓，分服，期岁以上分三服。

治少小伤寒，发热咳嗽，头面热者，**麻黄汤方**

麻黄　生姜　黄芩各一两　甘草　桂心　石膏　芍药各半两　杏仁十枚

上八味㕮咀，以水四升煮取一升半，分二服，儿若小以意减之。

治小儿伤寒方

葛根汁　淡竹沥各六合

上二味相和，二三岁儿分三服，百日儿斟酌服之，不宜生，煮服佳。

治小儿时气方　桃叶三两捣，以水五升煮十沸，取汁，日五六遍淋之，若复发，烧雄鼠屎二枚，烧水调服之。

治小儿伤寒病久不除，瘥后复剧，瘦瘠骨立，**五味子汤方**

五味子十铢　甘草　当归各二十铢　大黄六铢　麦冬　黄芩　黄连　前胡各六铢　芒硝五铢　石膏一两

上十味㕮咀，以水三升煮取一升半，服二合，得下便止，计大小增减之。

治少小伤寒，**莽草汤浴方**

莽草半斤　牡蛎四两　雷丸三十枚　大黄一两　蛇床子一升

上五味㕮咀，以水三斗煮取一斗半；适寒温以浴儿，避眼及阴。

治小儿卒寒热不佳，不能服药，**莽草汤浴方**

莽草　丹参　桂心各三两　菖蒲半斤　雷丸一升　蛇床子一两

上六味㕮咀，以水二斗煮三五沸，适寒温以浴儿，避眼及阴。

治小儿忽寒热，**雷丸汤浴方**

雷丸二十枚　大黄四两　黄芩一两　苦参　石膏各三两　丹参二两

上六味㕮咀，以水二斗煮取一斗半，浴儿，避目及阴，浴讫，以粉粉之，勿厚衣，一宿复浴。

治少小身热，李叶汤浴方　李叶无多少㕮咀，以水煮去滓，将浴儿，良。

治小儿生一月至五月，乍寒乍热方　细切柳枝，煮取汁洗儿。若渴，绞冬瓜汁服之。

青木香汤　治小儿壮热羸瘠方。

青木香四两　火麻仁　竹叶各一升　虎骨五两　白芷三两

上五味㕮咀，以水二斗煮取一斗，稍稍浴儿。

治小儿暴有热，得之二三日，**李根汤方**

李根　桂心　芒硝各十八铢　麦冬　甘草各一两

上五味㕮咀，以水三升煮取一升，分五服。

治少小身体壮热，不能服药，**十二物石膏散粉方**

石膏　芒硝　滑石　石膏　赤石脂　青木香　大黄　甘草　黄芩　防风　川芎　麻黄根

上各等分，合治下筛，以粉一升，药屑三合相和，复以筛筛之，以粉儿身，日三。

升麻汤　治小儿伤寒，变热毒病，身热面赤，口燥，心腹坚急，大小便不利，或口疮者，或因壮热，便四肢挛掣惊，仍成痫疾，时发时醒，醒后身热如火者，悉主之方。

升麻　白薇　麻黄　萎蕤　柴胡　甘草各半两　黄芩一两　朴硝　大黄　钩藤各六铢

上十味㕮咀，以水三升先煮麻黄，去上沫，纳诸药，煮取一升。儿生三十日至六十日，一服二合，六十日至百日，一服二合半，百日至二百日，一服三合。

治小儿肉中挟宿热，瘦瘠，热进退休作无时，**大黄汤方**

大黄 甘草 芒硝各半两 桂心八铢 石膏一两 大枣五枚

上六味㕮咀，以水三升煮取一升，每服二合。

治小儿潮热，**蜀漆汤方**

蜀漆 甘草 知母 龙骨 牡蛎各半两

上五味㕮咀，以水四升煮取一升，去滓，一岁儿少少温服半合，日再。

治小儿腹大短气，热有进退，食不安，谷为不化方

大黄 黄芩 甘草 麦冬 芒硝各半两 石膏一两 桂心八铢

上七味㕮咀，以水三升煮取一升半，分三服，期岁以下小儿作五服。

治小儿夏月患腹中伏热，温壮来往，或患下痢，色或白或黄，三焦不利，**竹叶汤方**

竹叶切，五合 小麦三合 柴胡 麦冬 人参 甘草各半两 茯苓十八铢 黄芩一两六铢

上八味㕮咀，以水四升煮竹叶小麦取三升，去竹叶麦，下诸药，煮取一升半，分三服。若小儿夏月忽壮热烧人手，洞下黄溏，气力惙然，脉极洪数，用此方加大黄二两，再服，得下即瘥。

竹叶汤 主五六岁儿温壮，腹中急满，息不利，或有微肿，亦中极羸，不下饮食，坚痞，手足逆冷方。

竹叶切，一升 小麦半升 甘草 黄芩 瓜蒌根 泽泻 茯苓 知母 白术 大黄各二两 桂心二铢 生姜一两半 人参 麦冬 半夏各一两 当归十八铢

上十六味㕮咀，以水七升煮竹叶、小麦，取四升，去滓纳

药，煎取一升六合，分四服。

小儿连壮热，实滞不去，寒热往来，微惊悸方

大黄一两　黄芩　瓜蒌根　甘草各十八铢　滑石二两　桂心　牡蛎　人参　龙骨　凝水石　白石脂　消石各半两

上十二味㕮咀，以水四升煮取一升半，服三合，一日一夜令尽，虽吐亦与之。一本加紫石英半两。

调中汤　治小儿春秋月晨夕中暴冷，冷气折其四肢，热不得泄则壮热，冷气入胃变下痢，或欲赤白滞起数去，小腹胀痛，极壮热气，脉洪大，或急数者，服之热便歇，下亦瘥也。但壮热不吐下者，亦主之方。

葛根　黄芩　茯苓　桔梗　芍药　白术　藁本　大黄　甘草各六铢

上九味㕮咀，以水二升煮取五合，服如后法：儿生一日至七日，取一合，分三服；生八日至十五日，取一合半，分三服；生十六日至二十日，取二合，分三服；生二十日至三十日，取三合，分三服；生三十日至四十日，取五合，分三服，恐吃五合未得，更斟酌之；其百日至三百日儿，一如前篇，龙胆汤加之。

治小儿寒热进退，啼呼腹痛，**生地黄汤方**

生地黄　桂心各二两

上二味㕮咀，以水三升煮取一升，期岁以下服二合，以上三合。一方七味，有芍药、石膏、黄芩、当归、甘草各半两。

治小儿伤寒发黄方　捣土瓜根汁三合，服之。

又方　捣青麦汁服之。

又方　捣韭根汁，澄清，以滴儿鼻中如大豆许，即出黄

水，瘥。

又方　赤小豆三七枚　瓜蒂十四枚　糯米四十粒

上三味为末，吹鼻中。

治少小有热不汗，**二物通汗散方**

粉半斤　雷丸四两

上捣和下筛，以粉儿身。

治少小头汗，**二物茯苓粉散方**

茯苓　牡蛎各四两

上治下筛，以粉八两合捣为散。有热，辄以粉，汗即自止。

治少小盗汗，**三物黄连粉方**

黄连　牡蛎　贝母各十八铢

上以粉一升，合捣下筛，以粉身，良。

此由心脏热之所感，宜服**犀角饮子方**

犀角十八铢　茯神一两　麦冬一两半　甘草半两　白术六铢

上五味㕮咀，以水九合煎取四合，分服，加龙齿一两，佳。

恒山汤　治小儿温疟方。

恒山切，一两　小麦三合　淡竹叶切，一升

上三味，以水一升半煮取五合，一日至七日儿一合，为三服；八日至十五日儿一合半，为三服；十六日至二十日儿二合，为三服；四十日至六十日儿六合，为三服；六十日至百日儿，一服二合半；百日至二百日儿，一服三合。

又方　鹿角末，先发时便服一钱匕。

又方　烧鳖甲灰，以酒服一钱匕，至发时服三匕，并以火炙身。

又方　烧鸡肶胵中黄皮，末，和乳与服，男雄女雌。

小儿温疟　灸两乳下一指三壮。

卷第五下　少小婴孺方下

咳嗽第六

方十四首

小儿出胎二百许日，头身患小小疮，治护小瘥，复发，五月中忽小小咳嗽，微温和治之，因变痫，一日二十过发，四肢缩动，背脊䠶䠷，眼反，须臾气绝，良久复苏，已与常治痫汤，得快吐下，经日不间，尔后单与竹沥汁，稍进，一日一夕中合进一升许，发时小疏，明日与此竹沥汤，得吐下，发便大折，其间犹稍稍与竹沥汁，**竹沥汤方**

竹沥五合　黄芩三十铢　木防己　羚羊角　白术各六铢，一方作白鲜　大黄二两　茵芋三铢　麻黄　白薇　桑寄生　萆薢　甘草各半两

上十二味㕮咀，以水二升半煮取药减半，纳竹沥煎取一升，分服二合，相去一食久进一服。一方无萆薢。

紫菀汤　治小儿中冷及伤寒暴嗽，或上气喉咽鸣，气逆，或鼻塞清水出者方。

紫菀　杏仁　黄芩　当归　甘草各半两　陈皮　青木香　麻黄　桂心各六铢　大黄一两

上十味㕮咀，以水三升煮取九合，去滓，六十日至百日儿，

一服二合半；一百日至二百日儿，一服三合。

五味子汤　治小儿风冷入肺，上气气逆，面青，喘迫咳嗽，昼夜不息，食则吐不下方。

五味子　当归各半两　麻黄　干姜　桂心　人参　紫菀　甘草各六铢　款冬花　细辛各三铢　大黄一两半

上十一味㕮咀，以水二升半煮取九合，去滓。儿六十日至百日，一服二合半；一百日至二百日，一服三合。其大黄别浸一宿下。一方无款冬花、大黄，有大枣三枚。

治小儿大人咳逆短气，胸中吸吸呵出涕唾，嗽出臭脓方　烧淡竹沥，煮二十沸，小儿一服一合，日五服；大人一升，亦日五服。不妨食息乳哺。

治小儿寒热咳逆，膈中有澼，乳若吐，不欲食方

干地黄四两　麦冬　五味子　蜜各半斤　大黄　硝石各一两

上六味㕮咀，以水三升煮取一升，去滓，纳硝石、蜜煮令沸，服二合，日三，胸中当有宿乳汁一升许出。大者服五合。

射干汤　治小儿咳逆，喘息如水鸡声方。

射干　麻黄　紫菀　甘草　生姜各一两　半夏五枚　桂心五寸　大枣二十枚

上八味㕮咀，以水七升煮取一升五合，去滓，纳蜜五合，煎一沸，分温服二合，日三。

又方　半夏四两　紫菀　桂心　生姜　细辛　阿胶　甘草各二两　蜜一合　款冬花二合

上九味㕮咀，以水一斗煮半夏取六升，去滓，纳诸药煮取二升五合，五岁儿服一升，二岁儿服六合，量大小多少加减之。

杏仁丸　主大人小儿咳逆上气方。杏仁三升，熟捣如膏，蜜一升为三分，以一分纳杏仁捣令强，更纳一分捣之如膏，又纳一分捣熟止，先食已含咽之，多少自在，日三。每服不得过半方寸匕，则利。

又方　半夏二斤，去皮，河水洗六七度，完用　白矾一斤，末之　丁香　甘草　草豆蔻　川升麻　缩砂各四两，粗捣

上七味，以好酒一斗与半夏拌，和匀同浸，春冬三七日，夏秋七日，密封口，日足取出，用冷水急洗，风吹干，每服一粒，嚼破，用姜汤下，或干吃，候六十日干，方得服。疑非孙思邈方。

治少小嗽，**八味生姜煎方**

生姜七两　干姜四两　桂心二两　甘草　款冬花　紫菀各三两　杏仁　蜜各一斤

上合诸药末之，微火上煎取如饴哺，量其大小多少，与儿含咽之，百日小儿如枣核许，日四五服，甚有验。

治小儿嗽，日中瘥夜甚，初不得息，不能复啼，**四物款冬丸方**

款冬花　紫菀各一两半　桂心半两　伏龙肝六铢

上末之，蜜和如泥，取如枣核大敷乳头，令儿饮之，日三敷之，渐渐令儿饮之。

治小儿暴冷嗽，及积风冷嗽，兼气逆鸣，**菖蒲丸方**

菖蒲　乌头　杏仁　白矾　细辛　皂荚各六铢　款冬花　干姜　桂心　紫菀各十八铢　川椒五合　吴茱萸六合

上十二味末之　蜜丸如梧子。三岁儿饮服五丸，加至十丸，日三。儿小以意减之，儿大以意加之，暴嗽，数服便瘥。

治少小十日以上至五十日，卒得謦咳，吐乳，呕逆，暴嗽，昼夜不得息，**桂枝汤方**

桂枝半两　甘草二两半　紫菀十八铢　麦冬一两十八铢

上四味㕮咀，以水二升煮取半升，以绵着汤中，捉绵滴儿口中，昼夜四五过与之。节乳哺。

治少小卒肩息上气不得安，此恶风入肺，**麻黄汤方**

麻黄四两　甘草一两　桂心五寸　五味子半斤　半夏　生姜各二两

上六味㕮咀，以水五升煮取二升，百日儿服一合，大小节度服之，便愈。

癖结胀满第七

霍乱附　方三十五首　灸法一首

紫双丸　治小儿身热头痛，饮食不消，腹中胀满，或小腹绞痛，大小便不利，或重下数起，小儿无异疾，惟饮食过度，不知自止，哺乳失节，或惊悸寒热，唯此丸治之。不瘥，更可重服。小儿欲下，是其蒸候；哺食减少，气息不快，夜啼不眠，是腹内不调，悉宜用此丸，不用他药，数用神验，千金不传方。臣亿等详序例中凡云服紫丸者，即前变蒸篇十四味者是也，云服紫丸不下者，服赤丸，赤丸瘥快，病重者当用之。方中并无赤丸，而此用朱砂，又力紧于紫丸，疑此即赤丸也。

巴豆　蕤仁各十八铢　麦冬十铢　甘草五铢　朱砂　甘遂各二铢　蜡十铢　牡蛎八铢

上八味，以汤熟洗巴豆，研，新布绞去油，别捣甘草、甘遂、牡蛎、麦冬，下筛讫，研蕤仁令极熟，乃纳散更捣两千杵，药燥不能相丸，更入少蜜足之。半岁儿服如荏子一双；一岁二岁儿服如半火麻仁一双；三四岁者，服如火麻仁二丸；五六岁者，服如火麻仁二丸，七岁八岁，服如赤小豆二丸；九岁十岁，微大于赤小豆二丸。常以鸡鸣时服，至日出时不下者，热粥饮数合即下，丸皆双出也。下甚者，饮以冷粥即止。

治小儿胎中宿热，乳母饮食粗恶辛苦，乳汁不起儿，乳哺不为肌肤，心腹痞满，萎黄瘦瘠，四肢痿躄，缭戾，服之令充悦方

芍药二两半　大黄一两　甘草半两　柴胡二两　鳖甲　茯苓各一两半　干姜半两，如热以枳实代　人参一两

上八味末之，蜜丸如大豆，服一丸。一岁以上，乳服三丸；七岁儿，服十丸，日二。

治小儿宿乳不消，腹痛惊啼，**牛黄丸方**

牛黄三铢　附子二枚　朱砂　巴豆　杏仁各一两

上五味，捣附子、朱砂为末，下筛，别捣巴豆、杏仁令如泥，纳药及牛黄捣一千二百杵，药成。若干入少蜜足之。百日儿服如粟米一丸，三岁儿服如火麻仁一丸，五六岁儿服如胡豆一丸，日二。先乳哺了服之，鬲上下悉当微转，药完出者病愈，散出者更服以药，完出为度。

治小儿宿食癖气痰饮，往来寒热，不欲食，消瘦，**芒硝紫丸方**

芒硝　大黄各四两　半夏　甘遂各二两　代赭一两　巴豆二百枚　杏仁一百二十枚

上七味末之，别捣巴豆杏仁治如膏，旋纳药末，捣三千杵，令相和合，强者纳少蜜。百日儿服如胡豆一丸，过百日至一岁服二丸，随儿大小以意节度，当候儿大便中药出为愈，若不出，更服如初。

治八岁以上儿热结痰实，不能食，自下方

芍药　栀子　知母　大黄各二两　柴胡一两六铢　升麻　黄连　黄芩各二两半　竹叶切，一升半　桔梗一两半　细辛十五铢

上十一味㕮咀，以水六升煮取一升八合，去滓，分四服，十岁儿为三服。一本有枳实、杏仁各一两半，而无桔梗、黄连。

治十五以下儿热结多痰，食饮减，自下方

大黄　柴胡　黄芩各三两　枳实一两十八铢　升麻　芍药　知母　栀子各二两半　生姜十八铢　杏仁二两　竹叶切，一升半

上十一味㕮咀，以水六升半煮取二升，十岁至十五者，分三服。

治小儿结实，乳食不消，心腹痛，**牛黄双丸方**

牛黄　太山甘遂各半两　朱砂六铢　杏仁　芍药　黄芩各一两　巴豆十八铢

上七味末之，蜜丸，一岁儿饮服如火麻仁二丸，但随儿大小加减之。

牛黄鳖甲丸　治少小癖实壮热，食不消化，中恶忤气方。

牛黄　厚朴　茯苓　桂心　芍药　干姜各半两　麦曲　柴胡　大黄　鳖甲　枳实　芎䓖各一两

上十二味末之，蜜丸如赤小豆，日三服，以意量之。

治小儿心下痞，痰癖结聚，腹大胀满，身体壮热，不欲哺乳，**芫花丸方**

芫花　黄芩各一两　大黄　雄黄各二两半

上四味末之，蜜和，更捣一千杵，三岁儿至一岁以下，服如粟米一丸，欲服丸，纳儿喉中，令母与乳。若长服消病者，当以意消息与服之，与乳哺相避。

治小儿痰实结聚，宿癖羸露，不能饮食，**朱砂丸方**

朱砂半两　麦冬一两　蕤仁二百枚　巴豆四十枚

上四味末之，蜜丸。期岁儿服二丸如赤小豆大，二百日儿服

如火麻仁二丸，渐增，以知为度。当下病赤黄白黑葵汁，下勿绝药，病尽下自止。久服使小儿肥白，已试验。

鳖甲丸 治少小腹中结坚，胁下有疹，手足烦热方。

鳖甲 芍药 大黄各三十铢 茯苓 柴胡 干姜各二十四铢 桂心六铢 䗪虫 蛴螬各二十枚

上九味末之，蜜和。服如梧子七丸，渐渐加之，以知为度。

治小儿痞气，胁下腹中有积聚坚痛，**鳖头丸方**

鳖头一枚 甘皮半两 虻虫 䗪虫 桃仁各十八铢

上五味末之，蜜丸。服如赤小豆二丸，日三。大便不利，加大黄十八铢，以知为度。

治小儿羸瘦惙惙，宜常服，不妨乳方 甘草五两末之，蜜丸。一岁儿服如赤小豆十丸，日三，服尽即更合。

治小儿五六日不食，气逆，**桂心陈皮汤方**

桂心 人参各半两 陈皮三两 黍米五合 成箨薤五两

上五味㕮咀，以水七升先煮药，煎取二升，次下薤米，米熟药成，稍稍服之。

治少小胃气不调，不嗜食生肌肉，**地黄丸方**

干地黄 大黄各一两六铢 茯苓十八铢 当归 柴胡 杏仁各半两

上六味末之，以蜜丸如火麻仁大。服五丸，日三服。

治少小胁下有气内痛，喘逆气息难，往来寒热，羸瘦不食，**马通粟丸方**

马通中粟十八铢 杏仁 紫菀 细辛各半两 五味子 石膏 秦艽 半夏 茯苓各六铢

上九味末之，蜜丸。服如赤小豆十丸，日三服。不知，加至二十丸。

治小儿不痫，腹大且坚方　以故衣带多垢者切一升，水三升煮取一升，分三服。

又方　腹上摩衣中白鱼，亦治阴肿。

治少小腹胀满方　烧父母指甲灰，乳头上饮之。

又方　韭根汁和猪脂煎，细细服之。

又方　车毂中脂和轮下土如弹丸，吞之立愈。

又方　米粉、盐等分，炒变色，腹上摩之。

小儿癖　灸两乳下一寸，各三壮。

治小儿胎寒嗢啼，腹中痛，舌上黑，青涎下，**当归丸，**一名黑丸方

当归　野狼毒各九铢　吴茱萸一作杏仁　蜀椒各半两　细辛　干姜　附子各十八铢　巴豆十枚　豉七合

上九味，捣七种下筛，称药末令足，研巴豆如膏，稍稍内末，捣令相得，蜜和，桑杯盛，蒸五升米饭下出，捣一千杵，一月儿服如黍米一丸，日一夜二，不知稍加，以知为度，亦治水癖。

马齿矾丸　治小儿胎寒嗢啼，惊痫腹胀，不嗜食，大便青黄，并大人虚冷内冷，或有实，不可吐下方。马齿矾一斤烧半日，以枣膏和。大人服如梧子二丸，日三。小儿以意减之，以腹内温为度。有实实去，神妙。

治小儿忽患腹痛夭矫，汗出，名曰胎寒方　煮梨叶浓汁七合，可三四度饮之。

治小儿暴腹满欲死，**半夏丸方**　半夏随多少，微火炮之，捣末酒和，服如粟米粒大五丸，日三，立愈。

治小儿霍乱吐痢方

人参一两　厚朴　甘草各半两　白术十八铢

上四味㕮咀，以水一升二合煮取半升，六十日儿服一合，百日儿分三服，期岁分二服，中间隔乳服之。乳母忌生冷油腻等。一方加干姜一分，或加生姜三分。

治毒气吐下，腹胀，逆害乳哺，**藿香汤方**

藿香一两　生姜三两　竹茹　甘草各半两

上四味㕮咀，以水二升煮取八合，每服一合，日三。有热，加升麻半两。

治孩子霍乱，已用立验方

人参　芦箨各半两　扁豆藤二两　仓米一撮

上四味㕮咀，以水二升煮取八合，分温服。

又方　人参一两　木瓜一枚　仓米一撮

上三味㕮咀，以水煮分服，以意量之，立效。

治小儿霍乱方　研尿滓，乳上服之。

又方　牛涎灌口中一合。

治少小吐痢方

血余炭半两，烧　鹿角六铢

上二味末之，米汁服一刀圭，日三服。

又方　热牛屎含之。一作牛膝。

又方　烧特猪屎，水解取汁，少少服之。

痈疽瘰疬第八

论一首　方七十二首　灸法一首

漏芦汤　治小儿热毒痈疽，赤白诸丹毒疮疖方。

漏芦　连翘《肘后》用白薇　白蔹　芒硝《肘后》用芍药　甘草各六铢　大黄一两　升麻　枳实　麻黄　黄芩各九铢

上十味㕮咀，以水一升半煎取五合，儿生一日至七日，取一合，分三服；八日至十五日，取一合半，分三服；十六日至二十日，取二合，分三服；二十日至三十日，取三合，分三服；三十日至四十日，取五合，分三服。《肘后》治大人各用二两，大黄三两，以水一斗煮取三升，分三服。其丹毒须针镵去血。《经心录》无连翘，有知母、芍药、犀角各等分。

五香连翘汤　治小儿风热毒肿，肿色白，或有恶核瘰疬，附骨痈疽，节解不举，白丹走竟身中，白轸瘙不已方。

青木香　熏陆香　鸡舌香　沉香　麻黄　黄芩各六铢　大黄二两　麝香三铢　连翘　海藻　射干　升麻　枳实各半两　竹沥三合

上十四味㕮咀，以水四升煮药减半，纳竹沥煮取一升二合。儿生百日至二百日，一服三合；二百日至期岁，一服五合。一方不用麻黄。

连翘丸 治小儿无故寒热，强健如故，而身体颈项结核瘰疬，及心胁腹背里有坚核不痛，名为结风气肿方。

连翘 桑白皮 白头翁 牡丹 防风 黄蘖 桂心 香豉 独活 秦艽各一两 海藻半两

上十一味末之，蜜丸如赤小豆。三岁儿饮服五丸，加至十丸；五岁以上者，以意加之。

治丹毒大赤肿，身壮热，百治不折方

寒水石十六铢 石膏十三铢 蓝青十二铢，冬用干者 犀角 柴胡 杏仁各八铢 知母十铢 甘草五铢 羚羊角六铢 芍药 黄芩各七铢 栀子十一铢 竹沥一升 生葛汁四合，澄清 蜜二斤

上十五味㕮咀，以水五升并竹沥煮取三升三合，去滓，纳杏仁脂、葛汁蜜，微火煎取二升，一二岁儿服二合，大者量加之。

治小儿丹肿及风毒风疹，**麻黄汤方**

麻黄一两半 独活 射干 甘草 桂心 青木香 石膏 黄芩各一两

上八味㕮咀，以水四升煮取一升，三岁儿分为四服，日再。

治小儿恶毒丹及风疹，**麻黄汤方**

麻黄 升麻 葛根各一两 射干 鸡舌香 甘草各半两 石膏半合

上七味㕮咀，以水三升煮取一升，三岁儿分三服，日三。

治小儿数十种丹，**拓汤方**

大黄 甘草 当归 芎䓖 白芷 独活 黄芩 芍药 升麻 沉香 青木香 木兰皮各一两 芒硝三两

上十三味㕮咀，以水一斗一升煮取四升，去滓，纳芒硝，以绵揾汤中，适寒温拓之，干则易之，取瘥止。

治小儿溺灶丹，初从两股及脐间起，走入阴头皆赤方　桑白皮切一斗，以水二斗煮取一斗，以洗浴之。

治小儿丹毒方　捣慎火草，绞取汁涂之，良。其丹毒方具在第二十二卷中。

治小儿赤游肿，若遍身入心腹即杀人方　捣伏龙肝为末，以鸡子白和敷，干易之。

又方　白豆末，水和敷之，勿令干。

治小儿半身皆红赤，渐渐长引者方

牛膝　甘草

上二味㕮咀，合得五升，以水八升煮三沸，去滓，和伏龙肝末敷之。

治小儿身赤肿起者方　熬米粉令黑，以唾和敷之。

又方　伏龙肝　血余炭灰

上二味末之，以膏和敷之。

治小儿卒腹皮青黑方　以酒和胡粉敷上，若不急治，须臾便死。

又　灸脐上下左右去脐半寸，并鸠尾骨下一寸，凡五处，各三壮。

五香枳实汤　治小儿着风热，㾦瘟坚如麻豆粒，疮痒，搔之皮剥汁出，或遍身头面，年年常发者方。

青木香九铢　麝香六铢　鸡舌香　熏陆香　沉香　防风　秦艽　漏芦各半两　升麻　黄芩　白蔹　麻黄各一两　枳实一两半　大黄一两十八铢

上十四味㕮咀，以水五升煮取一升八合，儿五六岁者，一服四五合；七八岁者，一服六合；十岁至十四五者，加大黄半两，足水为一斗，煮取二升半，分三服。

治小儿火灼疮，一身尽有如麻豆，或有脓汁，乍痛乍痒者方

甘草　芍药　白蔹　黄芩　黄连　黄蘗　苦参各半两

上七味末之，以蜜和敷之，日二夜一，亦可作汤洗之。

治小儿疮初起，熛浆似火疮，名曰熛疮，亦名烂疮方　桃仁熟捣，以面脂和敷之，亦治遍身赤肿起。

又方　马骨烧灰敷之。

治小儿热疮，**水银膏方**

水银　胡粉　松脂各三两

上三味，以猪脂四升煎松脂，水气尽下二物，搅令匀不见水银，以敷之。

治小儿上下遍身生疮方

芍药　黄连　黄芩各三两　苦参八两　大黄二两　蛇床子一升　黄蘗五两　拔葜一斤

上八味㕮咀，以水二斗煮取一斗，以浸浴儿。

苦参汤　浴小儿身上下百疮不瘥方。

苦参八两　地榆　黄连　王不留行　独活　艾叶各三两　竹叶二升

上七味㕮咀，以水三斗煮取一斗，以浴儿疮上，浴讫，敷黄连散。

治三日小儿头面疮起，身体大热方

升麻　柴胡　石膏各六铢　甘草　当归各十二铢　大黄　黄芩各十八铢

上七味㕮咀，以水四升煮取二升，分服，日三夜一，量儿大小用之。

治小儿身体头面悉生疮方　榆白皮随多少，暴令燥，下筛，醋和涂绵以敷疮上，虫自出，亦可以猪脂和涂之。

枳实丸　治小儿病风瘙，痒痛如疥，搔之汁出，遍身瘖瘰如麻豆粒，年年喜发，面目虚肥，手足干枯，毛发细黄，及肌肤不光泽，鼻气不利，此则少时热盛极，体当风，风热相薄所得也，不早治之，成大风疾方。

枳实一两半　菊花　蛇床子　防风　蒺藜子　白薇　浮萍各一两　天雄　麻黄　漏芦各半两

上十味末之，蜜如大豆许，五岁儿饮服十丸，加至二十丸，日二；五岁以上者，随意加之；儿大者，可为散服。

治小儿风瘙瘾疹方

蒴藋　防风　羊桃　石南　花椒　升麻　苦参　茵芋　芫花一云益母草　蒺藜　蛇床子　枳实　白矾各一两

上十三味㕮咀，以浆水三斗煮取一斗，去滓，纳矾令小沸，浴之。

又方　牛膝末，酒服方寸匕，漏疮多年不瘥，捣末敷之。亦主骨疽癫疾瘰疬，绝妙。

泽兰汤　主丹及瘾疹入腹杀人方。

泽兰　芎䓖　附子　茵芋　藁本　莽草　细辛各十二铢

上七味㕮咀，以水三升煮取一升半，分四服。先服此汤，然后作余治。

治小儿手足及身肿方　以小便温暖渍之，良。

又方　巴豆五十枚去心皮，以水三升煮取一升，以绵纳汤中拭病上，随手消，并治瘾疹。

论曰：小儿头生小疮，浸淫疽痒，黄膏出，不生痂，连年不瘥者，亦名妬头疮，以赤龙皮汤及天麻汤洗之，内服漏芦汤，外宜敷飞乌膏散，及黄连胡粉、水银膏散。方在第二十三卷。

治小儿一切头疮，久即疽痒不生痂，**藜芦膏方**

藜芦　黄连　雄黄　黄芩　松脂各三两　白矾五两　猪脂半斤

上七味末之，煎令调和，先以赤龙皮天麻汤洗讫敷之。赤龙皮，槲木皮是也。

治小儿头疮，经年不瘥方

松脂　苦参　黄连各一两半　大黄　胡粉各一两　黄芩　水银各一两六铢　白矾半两　蛇床子十八铢

上九味末之，以腊月猪脂和研，水银不见，敷之。

又方　取屋尘末和油瓶下滓，以皂荚汤洗，敷之。

又方　取大虫脂敷之，亦治白秃。

又方　发中生疮顶白者，皆以熊白敷之。

治小儿头疮方

胡粉一两　黄连二两

上二味末之，洗疮去痂，拭干敷之，即瘥。更发，如前敷之。

又方　胡粉　连翘各一两　水银半两

上三味，以水煎连翘，纳胡粉水银和调，敷之。

又方　白松脂　胡粉各二两　水银一两　猪脂四两

上四味合煎，去滓，纳水银粉调敷之，大人患同。

治小儿头疮，**苦参洗汤方**

苦参　黄芩　黄连　黄蘗　甘草　大黄　芎䓖各一两　蒺藜子三合

上八味㕮咀，以水六升煮取三升，渍布拓疮上，日数过。

治小儿头上恶毒肿痤疖诸疮方　男子屎尖烧灰，和腊月猪脂，先以醋泔清净洗拭干，敷之。

治小儿秃头疮方　取雄鸡屎、陈酱汁、苦酒和，以洗疮了，敷之。

又方　芫花腊月猪脂和如泥，洗去痂敷之，日一度。

治小儿头秃疮方　葶苈子细末，先洗敷之。

又方　不中水芜菁叶烧作灰，和猪脂敷之。

治小儿头秃疮，无发苦痒方

野葛末　猪脂　羊脂各一两

上三味合煎，令消待冷以敷之，不过三上。

治少小头不生发，一物楸叶方　楸叶捣取汁，敷头上，立生。

治小儿头不生发方　烧鲫鱼灰末，以酱汁和敷之。

治小儿瘘疮方　冢中石灰敷之，厚着之，良。

又方　烧桑根灰敷之，并烧乌羊角作灰，相和敷之。

治小儿疽瘘方

丹砂　大黄各三十铢　雄黄　䕡茹漆头者　雌黄各二十四铢　白矾马齿者　莽草各十八铢　黄连三十六铢

上八味㕮咀，以猪脂一升三合，微火煎，三上三下膏成，去滓，下诸石末搅凝，敷之。

治小儿恶疮方　熬豉令黄，末之，敷疮上，不过三敷，愈。

治小儿疽极，月初即生，常黄水出方　醋和油煎令如粥，及热敷之，二日一易，欲重敷，则以皂荚汤洗疮，乃敷之。

治小儿月蚀疮，随月生死方　以胡粉和酥敷之，五日瘥。

治月蚀，九窍皆有疮者方　烧地龙屎末，和猪膏敷之。

又方　水和粉敷之。

治小儿浸淫疮方

灶中黄土　发灰

上二味各等分末之，以猪脂和敷之。

治小儿黄烂疮方

四交道中土　灶下土

上二味各等分末之，以敷。亦治夜啼。

又方　烧艾灰敷之。

又方　烧牛屎敷之，亦灭瘢。

治小儿疥方　烧竹叶为灰，鸡子白和敷之，日三，亦治瘑疮。

又方　烧血余炭灰，和腊月猪脂敷之。

又方　以臭酥和胡粉敷之。

治小儿头面疮疥方　火麻仁五升为末，以水和绞取汁，与蜜和敷之。若有白犬胆敷之，大佳。

治小儿湿癣方　地骨皮捣末，和腊月猪膏敷之。

又方　桃青皮捣末，和醋敷之，日二。

又方　揩破，以牛鼻上津敷之。

又方　煎马尿洗之。

又方　烧狗屎灰，和猪脂涂之。

治小儿身上生赤疵方　取马尿洗之，日四五度。

治小儿身上有赤黑疵方　针父脚中，取血帖疵上，即消。

又方　取狗热屎敷之，皮自卷落。

治小儿疣目方　以针及小刀子决目四面，令似血出，取患疮人疮中汁黄脓敷之，莫近水，三日即脓溃根动，自脱落。

小儿杂病第九

方一百二十一首　灸法十三首

治小儿脐中生疮方　桑汁敷乳上，使儿饮之。

又方　饮羖羊乳及血。

治小儿风脐，遂作恶疮，历年不瘥方　取东壁上土敷之，大佳。若汁不止，烧苍耳子粉之。又方　干蛴螬虫末，粉之，不过三四度瘥。

治小儿脐不合方　大车辖脂烧灰，日一敷之。

又方　烧蜂房灰为末，敷之。

治小儿脐中生疮方　烧甑带灰，和膏敷之。

治小儿脐赤肿方

杏仁半两　猪颊车髓十八铢

上二味，先研杏仁如脂，和髓敷脐中肿上。

治小儿脐汁出不止，兼赤肿，白石脂散方　以白石脂细研，熬令微暖，以粉脐疮，日三四度。

治小儿鹅口，不能饮乳方　鹅屎汁沥儿口中。

又方　黍米汁涂之。

又方　取小儿父母血余炭洗净，缠桃枝，沾取井花水，东向向日，以发拭口中，得口中白乳以置水中，七过沥洗，三朝作之。

治小儿心热，口为生疮，重舌鹅口方　柘根剉五升，无根弓材亦佳，以水五升煮取二升，去滓，更煎取五合，细细敷之，数数为之，良。

治口疮白漫漫方　取桑汁，先以父发拭口，以桑汁涂之。

治重舌舌强，不能收唾方　鹿角末如大豆许安舌下，日三四度，亦治小儿不能乳。

又方　取蛇蜕烧末，以鸡毛蘸醇醋展药，掠舌下，愈。

治小儿重舌方　田中蜂房烧灰，酒和涂喉下，愈。

又方　衣鱼涂舌上。

又方　灶月下黄土末，苦酒和涂舌上。

又方　三家屠肉，切令如指大，摩舌上，儿立能啼。

又方　赤小豆末，醋和涂舌上。

又方　烧簸箕灰，敷舌上。

又方　黄蘖以竹沥渍取，细细点舌上，良。

重舌　灸行间随年壮，穴在足大指歧中。

又　灸两足外踝上三壮。

治小儿舌上疮方　蜂房烧灰，屋间尘各等分，和匀敷之。

又方　桑白汁涂乳，与儿饮之。

又方　羊蹄骨中生髓和胡粉敷之。

治舌肿强满方　满口含糖醋，良。

又方　饮羖羊乳即瘥。

治小儿口疮，不得吮乳方

大青十八铢　黄连十二铢

上二味㕮咀，以水三升煮取一升二合，一服一合，日再夜一。

又方　蜜二斤　甘草如指大三寸　腊月猪脂一斤

上三味合煎相得，含如枣大，稍稍咽之，日三。

又方　白矾如鸡子大，置醋中，涂儿足下二七遍，愈。

治小儿燕口，两吻生疮方　烧发灰和猪脂敷之。

治小儿口下黄肌疮方　取羖羊髭烧作灰，和腊月猪脂敷之，角亦可用。

治口旁恶疮方

血余炭灰　故絮灰　黄连　干姜

上四味等分为散，以粉疮上，不过三遍。

治口噤，赤者心噤，白者肺噤方　鸡屎白枣大，绵裹，以水一合煮二沸，分再服。

治小儿口噤方

鹿角粉　大豆末

上二味等分，和乳涂乳上，饮儿。

又方　驴乳　猪乳各一升

上二味合煎，得一升五合，服如杏仁许，三四服瘥。

雀屎丸　主小儿卒中风口噤，不下一物方。雀屎如火麻仁丸之，饮下即愈，大良，鸡屎白亦佳。

治小儿口中涎出方　以白羊屎纳口中。

又方　以东行牛口中沫，涂口中及颐上。

又方　桑白汁涂之瘥。

治小儿卒毒肿着喉颈，壮热妨乳方

升麻　射干　大黄各一两

上三味㕮咀，以水一升五合煮取八合，一岁儿分五服，以滓薄肿上，冷更暖以薄，大儿以意加之。

升麻汤　治小儿喉痛，若毒气盛，便咽塞，并主大人咽喉不利方

升麻　生姜　射干各二两　陈皮一两

上四味㕮咀，以水六升煮取二升，去滓，分三服。

治小儿喉痹肿方　鱼胆二七枚，以和灶底土涂之，瘥止。

治小儿喉痹方　桂心　杏仁各半两

上二味末之，以绵裹如枣大，含咽汁。

治小儿解颅方　熬蛇蜕皮末之，和猪颊车中髓敷顶上，日三四度。

又方　猪牙颊车髓敷囟上，瘥。

治小儿脑长解颅不合，羸瘦色黄，至四五岁不能行，**半夏熨方**

半夏　生姜　芎劳各一升　细辛三两　桂心一尺　乌头十枚

上六味㕮咀，以淳苦酒五升渍之晬时，煮三沸，绞去滓，以绵一片浸药中，适寒温以熨囟上，冷更温之，复熨如前，朝暮各三四熨乃止，二十日愈。

治小儿解颅，**生蟹足敷方**

生蟹足　白蔹各半两

上二味捣末，以乳汁和敷颅上，立愈。

治小儿解颅，**三物细辛敷方**

细辛　桂心各半两　干姜十八铢

上三味末之，以浮汁和敷颅上，干复敷之，儿面赤即愈。

治小儿囟开不合方

防风一两半　柏子仁　白及各一两

上三味末之，以乳和敷囟上，十日知，二十日愈，日一。

又方　取猪牙车骨煎取髓，敷囟上，愈。

小儿囟陷　灸脐上下各半寸，及鸠尾骨端，又足太阴，各一壮。

治小儿狐疝，伤损生㿗方

桂心十八铢　白术一两十八铢　地肤子二两半

上三味末之，以蜜和丸。白酒服如赤小豆七丸，日三。亦治大人。

又方　芍药　茯苓各十八铢　防葵一作防风　大黄各半两　半夏　桂心　蜀椒各六铢

上七味末之，蜜和。服如大豆一丸，日五服，可加至三丸。

五等丸　治小儿阴偏大，又卵核坚㿗方。

黄蘗　香豉　牡丹　防风　桂心各二两

上五味末之，蜜丸如大豆。儿三岁饮服五丸，加至十丸；儿小，以意酌量，着乳头上服之。

治小儿卵肿方　取鸡翅六茎，烧作灰服之。随卵左右取翮。《古今录验》云：治阴大如斗。

治小儿㿗方　蜥蜴一枚烧末，酒服之。

治小儿气㿗方　土瓜根　芍药　当归

上三味各一两㕮咀，以水二升煮取一升，服五合，日二。

又方　三月上除日，取白头翁根捣之，随偏处敷之，一宿作疮，二十日愈。

气㿗　灸足厥阴大敦，左灸右，右灸左，各一壮。

治小儿阴疮方　以人屎灰敷之。又狗屎灰敷之。又狗骨灰敷之。又马骨末敷之。

治小儿歧股间连阴囊生疮汁出，先痒后痛，十日五日自瘥，一月或半月复发，连年不瘥者方　灸疮搔去痂，帛拭令干，以蜜敷，更溲面作烧饼，熟即以饧涂饼上熨之，冷即止，再度瘥。

治小儿阴肿方　狐茎炙，捣末，酒服之。

又方　捣芜菁，薄上。

又方　猪屎五升水煮沸，布裹安肿上。

又方　捣垣衣敷之。又以衣中白鱼敷之。

又方　斫桑木白汁涂之。

治小儿阴疮方　取狼牙浓煮汁洗之。

又方　黄连、胡粉等分，以香脂油和敷之。

治小儿核肿，壮热有实方

青木香　甘草　石膏　甘遂各十八铢　麝香三铢　大黄　前胡各一两　黄芩半两

上八味㕮咀，以水七升煮取一升九合，每服三合，日四夜二。

小儿阴肿　灸大敦七壮。

鳖头丸　治小儿积冷久下，瘥后余脱肛不瘥，腹中冷，肛中疼痛，不得入者方。

死鳖头二枚，炙令焦　磁石四两　桂心三两　小猬皮一枚，炙令焦

上四味末之，蜜丸如大豆。儿三岁至五岁，服五丸至十丸，日三，儿大以意加之。

小儿脱肛　灸顶上旋毛中三壮，即入。

又　灸尾翠骨三壮。

又　灸脐中随年壮。

治小儿疳湿疮方　铁衣着下部中，即瘥。

治小儿久痢脓，湿䘌方　艾叶五升，以水一斗煮取一升半，分为三服。

治小儿疳疮方　以猪脂和胡粉敷之五六度。

又方　嚼火麻仁敷之，日六七度。

又方　羊胆二枚和酱汁，于下部灌之，猪脂亦佳。

治湿疮方　浓煎地榆汁洗浴，每日二度。

除热结肠丸　断小儿热，下黄赤汁沫及鱼脑杂血，肛中疮烂，坐䘌生虫方。

黄连　蘗皮　苦参　鬼臼　独活　陈皮　芍药　阿胶各半两

上八味末之，以蓝汁及蜜丸如赤小豆。日服三丸至十丸。冬无蓝汁，可用蓝子一合，舂蜜　和丸。

治小儿疳湿疮　灸第十五椎侠脊两旁七壮，未瘥，加七壮。

治小儿蛔虫方　楝木削上苍皮，以水煮取汁饮之，量大小多少，为此有小毒。

治小儿羸瘦，有蛔虫方　藋芦二两，以水一升米二合，煮取米熟，去滓，与服之。

又方　萹蓄三两水一升，煮取四合，分服之，捣汁服亦佳。

又方　桃白皮三两　东引吴茱萸根白皮四两

上二味㕮咀，以酒一升二合渍之一宿，渐与服，取瘥。

又方　取猪膏服之。一云治蛲虫。

又方　捣槐子纳下部中，瘥为度。一云治蛲虫。

又方　川楝子一枚纳孔中。一云治蛲虫。

治寸白虫方　东行石榴根一把，水一升煮取三合，分服。

又方　桃叶捣绞取汁服之。

治小儿三虫方

雷丸　芎䓖

上二味各等分为末，服一钱匕，日二。

治大便竟出血方　鳖头一枚炙令黄黑，末之，以饮下五分匕，多少量儿大小，日三服。

又方　烧车釭一枚令赤，纳一升水中，分二服。

又方　烧甑带末，敷乳头上，令儿饮之。

治小儿尿血方　烧鹊巢灰，井花水服之。亦治夜尿床。

又方　尿血灸第七椎两旁各五寸，随年壮。

治小儿遗尿方

瞿麦　石韦　龙胆　皂荚　桂心各半两　鸡肠草　人参各一两　车前子一两六铢

上八味末之，蜜丸。每食后服如赤小豆大五丸，日三，加至六七丸。

又方　赤小豆叶捣汁服。

又方　烧鸡肠末之，浆水服方寸匕，日三。一云面北斗服。

遗尿　灸脐下一寸半，随年壮。

又　灸大敦三壮。亦治尿血。

地肤子汤　治小儿热毒入膀胱中，忽患小便不通，欲小便则涩痛不出，出少如血，须臾复出方。

地肤子　瞿麦　知母　黄芩　枳实　升麻　葵子　猪苓各六铢　通草　海藻　陈皮各三铢　大黄十八铢

上十二味㕮咀，以水三升煮取一升，一日至七日儿，服一合，为三服；八日至十五日儿，一合半为三服；十六日至二十日儿，二合为三服，四十日儿以此为准；五十日以上，七岁以下以意加药益水。

治小儿淋方　车前子一升水二升，煮取一升，分服。

又方　煮冬葵子汁服之。

又方　取蜂房、血余炭烧灰，以水服一钱匕，日再。

治小儿小便不通方

车前草切，一升　小麦一升

上二味，以水二升煮取一升二合，去滓，煮粥服，日三四。

又方　冬葵子一升，以水二升煮取一升，分服，入滑石末六铢。

治小儿吐血方　烧蛇蜕皮末，以乳服之，并治重舌。

又方　取油三分酒一分和之，分再服。

治小儿鼻塞生息肉方

通草　细辛各一两

上二味捣末，取药如豆，着绵缠头，纳鼻中，日二。

治小儿鼻塞不通，浊涕出方

杏仁半两　蜀椒　附子　细辛各六铢

上四味㕮咀，以醋五合渍药一宿，明旦以猪脂五合煎，令附子色黄，膏成去滓，待冷以涂絮，导鼻孔中，日再，兼摩顶上。

治小儿聤耳方　末硫黄，以粉耳中，日一夜一。

治小儿耳疮方　烧马骨灰，敷之。

又方　烧鸡屎白，筒中吹之。

治小儿齿落，久不生方　以牛屎中大豆二七枚，小开豆头以注齿根处，数度即生。

又方　取雄鼠屎三七枚，以一屎拭一齿根处，尽此止，二十一日即生，雄鼠屎头尖。

治小儿四五岁不语方　末赤小豆，酒和敷舌下。

又　灸足两踝各三壮。

治小儿数岁不行方　取葬家未开户，盗食来以哺之，日三，便起行。

治小儿不能乳方　雀屎四枚末之，着乳头饮儿。儿大十枚。

治小儿落床堕地，如有瘀血，腹中阴阴，寒热，不肯乳哺，但啼哭叫唤，**蒲黄汤方**

蒲黄　麦冬　大黄　黄芩各十铢　甘草八铢　芒硝七铢　黄连十二铢

上七味㕮咀，以水二升煮取一升，去滓，纳芒硝，分三服。消息视儿羸瘦半之，大小便血即愈，忌冷食。

治小儿食不知饥饱方　鼠屎二七枚烧为末，服之。

治小儿食土方　取肉一斤，绳系曳地行数里，勿洗，火炙与喫之。

治小儿哕方

生姜汁　牛乳各五合

上二味煎取五合，分为二服。

又方　取牛乳一升煎取五合，分五服。

治小儿疰方　灶中灰盐等分相和，熬熨之。

治小儿误吞针方　取磁石如枣核大吞之，及含之，其针立出。

治小儿误吞铁等物方　艾蒿一把剉，以水五升煮取一升半，服之即下。

治小儿蠼螋咬，绕腹匝即死方　捣蒺藜叶敷之，无叶子亦可。

又方　取燕窠中土，猪脂和敷之，干则易之。

卷第六上　七窍病上

目病第一

论一首　证三条　方七十一首

咒法二首　灸法二十八首

论曰：凡人年四十、五十以后，渐觉眼暗，至六十以后，还渐自明。治之法：五十以前，可服泻肝汤；五十以后，不可泻肝。目中有疾，可敷石胆散药等，无病不可辄敷散，但补肝而已。自有肝中有风热，令人眼昏暗者，当灸肝俞，及服除风汤丸散数十剂，当愈。

生食五辛　接热饮食　热餐面食　饮酒不已　房室无节　极目远视　数看日月　夜视星火　夜读细书　月下看书　抄写多年　雕镂细作　博弈不休　久处烟火　泣泪过多　刺头出血过多

上十六件，并是丧明之本，养性之士，宜熟慎焉。又有驰骋田猎，冒涉风霜，迎风追兽，日夜不息者，亦是伤目之媒也。恣一时之浮意，为百年之痼疾，可不慎欤！凡人少时不自将慎，年至四十，即渐眼昏。若能依此慎护，可得白首无他。所以人年四十已去，常须瞑目，勿顾他视，非有要事，不宜辄开。此之一术，护慎之极也。其读书博弈等过度患目者，名曰肝劳，若欲治之，非三年闭目不视，不可得瘥。徒自泻肝，及作诸治，终是无效。人有风疹，必多眼暗，先攻其风，其暗自瘥。

足太阳阳明手少阳脉动发目病。

黄帝问曰：余尝上清冷之台，中陛而顾，匍匐而前，则惑。余私异之，窃内怪之。或独冥视，安心定气，久而不解，独转独眩，披发长跪，俯而视，复久之，又不已，卒然自止，何气使然？岐伯对曰：五脏六腑之精气，皆上注于目而为之睛，睛之果者为眼。骨之精为瞳子，筋之精为黑眼，血之精为其胳果，气之精为白眼，肌肉之精为约束，窠撷筋骨血气之精而与脉并为系，系上属于脑，后出于项中，故邪中于项，因逢身之虚，其入深，则随眼系以入于脑，入于脑则转，转则引目系急，急则目眩以转矣。邪中其睛，则其睛所中者不相比，则睛散，睛散则歧，故见两物。目者，五脏六腑之精也，营卫魂魄之所荣也，神气之所生也。故神劳则魂魄散，志意乱。是故瞳子黑眼法于阴，白眼赤脉法于阳，故阴阳合揣《灵枢》作俱转而精明矣。目者，心之使也；心者，神之舍也。故神分精乱而不专《灵枢》作转，卒然见非常之处，精神魂魄散不相得，故曰惑。

帝曰：余疑何其然也，余每之东苑，未尝不惑，去之则复，余惟独为东苑劳神乎，何其异也？岐伯曰：不然。夫心有所喜，神有所恶，卒然相感，则精乱视误，故神惑，神移乃复。是故间者为迷，甚者为惑。

目眦外决于面者，为锐眦；在内近鼻者，为内眦。上为外眦，下为内眦。

目赤色者病在心，白色者病在肺，青色者病在肝，黄色者病在脾，黑色者病在肾，黄色不可名者病在胸中。

诊目痛赤脉，从上下者，太阳病；从下上者，阳明病；从外走内者，少阳病。

夫鼻洞，鼻洞者浊下不止，传为鼽瞢瞑目，故得之气厥。

足阳明有侠鼻入于面者，名曰悬颅，属口对，入系目本。视有过者取之，损有余，益不足，反者益甚。足太阳有通项入于脑者，正属目本，名曰眼系。头目固痛取之，在项中两筋间，入脑乃别。阴跷阳跷，阴阳相交，阳入阴出，阴阳交于兑眦，阳气盛则瞋目，阴气绝则眠。

神曲丸　主明目，百岁可读注书方。

神曲四两　磁石二两　朱砂一两

上三味末之，炼蜜为丸，如梧子，饮服三丸，日三。不禁。常服益眼力，众方不及，学者宜知此方神验不可言，当秘之。

补肝，治眼漠漠不明，**瓜子散方**，亦名十子散方

冬瓜子　青葙子　益母草子　枸杞子　牡荆子　蒺藜子　菟丝子　芜菁子　决明子　地肤子　柏子仁各二合　肉桂二两　蕤仁一合，一本云：二两　细辛半两，一本云：一两半　蘡薁根二两　车前子一两

上十六味治下筛，食后以酒服方寸匕，日二，神验。

补肝丸　治眼暗方。

青葙子　桂心　葶苈子　杏仁　细辛　益母草子　枸杞子　五味子各一两　茯苓　黄芩　防风　地肤子　泽泻　决明子　麦冬　蕤仁各一两六铢　车前子　菟丝子各二合　干地黄二两　兔肝一具

上二十味末之，蜜丸，饮下二十丸，如梧子，日再，加至三十丸。

补肝丸 治眼暗䀮䀮不明，寒则泪出，肝痹所损方。

兔肝二具 柏子仁 干地黄 茯苓 细辛 蕤仁 枸杞子各一两六铢 防风 芎䓖 山药各一两 甘草半两 车前子二合 五味子十八铢 兔丝子一合

上十四味末之，蜜丸，酒服如梧子二十丸，日再服，加至四十丸。

补肝散 治目失明漠漠方。

青羊肝一具，去上膜薄切之，以新瓦瓶子未用者净拭之，内肝于中，炭火上炙之令极干汁尽，末之 决明子半升 蓼子一合，熬令香

上三味合治下筛，以粥饮食后服方寸匕，日二，稍加至三匕，不过两剂。能一岁服之，可夜读细书。

补肝散 治三十年失明方。

细辛 钟乳粉炼成者 茯苓 云母粉炼成者 远志 五味子等分

上六味治下筛，以酒服五分匕，日三，加至一钱匕。

补肝芜菁子散 常服明目方。

芜菁子三升净淘，以清酒三升煮令熟，曝干，治下筛，以井花水和服方寸匕，稍加至三匕。无所忌。可少少作服之，令人充肥，明目洞视，水煮酒服亦可。《千金翼》同，用水煮，三易水。

又方 胡麻一斗，蒸三十遍，治下筛，每日酒服一升。

又方 服小黑豆，每日空心吞二七粒。

又方 三月三日采蔓菁花，阴干，治下筛，空心井花水服方寸匕。久服长生明目，可夜读细书。

补肝散 治男子五劳七伤，明目方。

地肤子一斗，阴干末之 生地黄十斤，捣取汁

上二味，以地黄汁和散，曝干，更为末，以酒服方寸匕，日二服。

又方　白瓜子七升，绢袋盛，搅沸汤中三遍，曝干，以醋五升浸一宿，曝干，治下筛，酒服方寸匕，日三服之，百日夜写细书。

治肝实热，目眦痛如刺，**栀子仁煎方**

栀子仁　蕤仁　决明子各一两　车前叶　秦皮各一两六铢　石膏二两，碎如赤小豆大　苦竹叶二合　细辛半两　赤蜜三合

上九味㕮咀，以井花水三升煮取七合，去滓，下蜜更煎取四合，以绵滤之，干器贮，密封，勿使草芥落中，以药汁细细仰卧以敷目中。

治眼赤漠漠不见物，息肉生，**泻肝汤方**

柴胡　芍药　大黄各四两　决明子　泽泻　黄芩　杏仁各三两　升麻　枳实　栀子仁　竹叶各二两

上十一味㕮咀，水九升煮取二升七合，分三服。热多体壮，加大黄一两；羸老，去大黄，加栀子仁五两。

泻肝汤　治眼风赤暗方。

前胡　芍药各四两　生地黄十两　芒硝　黄芩　茯苓　白芷　枳实各三两　人参　白术　泽泻　栀子仁各二两　甘草　细辛各一两　竹叶五升

上十五味㕮咀，以水一斗二升先煎竹叶，取九升，去滓下诸药，煮取三升半，分三服。

治肝热不止冲眼，眼眦赤，赤脉息肉，痛闭不开，热势彭彭不歇，及目睛黄，**洗肝干蓝煎方**

干蓝　车前叶　苦竹叶各三升　细辛　秦皮　蕤仁　栀子仁　芍药各三两　决明子四两　升麻二两

上十味㕮咀，以水二斗先煮干蓝、车前、竹叶，取一斗，去滓澄清，取八升，纳药煮取三升，分三服。须利，加芒硝二两。

治目热眦赤，生赤脉侵睛，息肉急痛，闭不开，如芥在眼碜痛，**大枣煎方**

大枣七枚，去皮核　黄连二两，碎　绵裹　淡竹叶切，五合

上三味，以水二升煮竹叶，取一升，澄清取八合，纳枣肉黄连煎取四合，去滓令净，细细以敷目眦中。

治目中息肉方

驴脂　石盐末

上二味和合，令调，注目两眦头，日三夜一，瘥。

又方　五加不闻水声者根，去土取皮，捣末一升，和上酒二升，浸七日外，一日两时服之。禁醋。二七日遍身生疮，若不出，未得药力，以生熟汤浴之，取毒疮出，瘥。

又方　五加不闻水声者根，去土取皮，捣末一升，和上酒二升，浸七日外，一日两时服之。禁醋。二七日遍身生疮，若不出，未得药力，以生熟汤浴之，取毒疮出，瘥。

洗眼汤　治热上出攻，目生障翳，目热痛汁出方。

秦皮　黄蘗　决明子　黄连　黄芩　蕤仁各十八铢　栀子七枚　大枣五枚

上八味㕮咀，以水二升浸，煮取六合，澄清，仰卧洗目，日一。

治目生翳方　贝子十枚烧灰，治下筛，取如胡豆，着翳上，

日二，正仰卧令人敷之，炊久乃拭之。息肉者，加朱砂如贝子等分。

治目赤及翳方

海螵蛸　铅丹大小等分

上二味合研细，和蜂蜜如泥，蒸之半食久，冷，着眼四眦，日一。

又方　熟羊眼睛，曝干，治下筛，敷目两角。

又方　白羊髓敷之。

又方　新生孩子胞衣，曝干，烧末，敷目眦中。

又方　古钱一枚　盐方寸匕

上二味合治下筛，敷目眦中。

治目风泪出，浮翳多脓烂眦方

干姜　白矾　蕤仁　细辛　黄连　大青盐　决明子各六铢　铜青三铢

上八味㕮咀，以少许水浸一宿，明旦以好蜂蜜八合和之，着铜器中，绵盖器上，着甑中以三斗麦屑蒸之，饭熟药成，绞去滓，以新死大雄鲤鱼胆二枚和纳药中，又以大钱七枚常着药底，兼常着铜器中，竹篲绵裹头，以注目眦头，昼夜三四，不避寒暑。数着药干，又以鱼胆和好，覆药器头，勿令气歇。

治热翳漫睛方　以羊筋漱口熟嚼，夜卧开目内之，即闭目睡，去膜，明日即瘥。《千金翼》以治眼目不明。

治风翳方　取死猪鼻烧灰，治下筛，日一，向日水服方寸匕。

治目热生肤，赤白膜方　取雄雀屎细直者，人乳和，熟研以敷之，当渐消烂。

又方　以蛔虫烧为末敷之。

治人马白膜漫睛方　以鸡翎截之，近黑睛及当白睛嗽之，膜自聚，钩针钩挽之，割去即见物，以绵当眼上着血断，三日瘥。

治目白肤，风泪下，**荡风散方**《删繁方》名朱砂散

光明朱砂半两　贝齿五枚，炭上熟烧为末　衣中白鱼七枚　干姜三铢

上四味于新瓷钵内研之，厚帛三下为散，仰卧，令人取小指爪挑少许敷目中，取瘥为度。《千金翼》名朱砂散，主目翳覆瞳，睛不见物。

治目中生息肉，肤翳稍长欲满目闭瞳子及生珠管方

贝齿七枚，烧末之　朱砂等分

上二味合治如粉，以注翳肉上，日三度甚良。亦治目中眯不出。

治目生珠管方

滑石一本作冷石　手爪甲烧　龙骨　贝齿　丹砂各等分

上五味治下筛，以新笔点取当珠管上，日三度良。

治毒病后，目赤痛有翳方　以青布掩目上，以冷水渍青布，数易之。

治热病后生翳方　豉二七枚，烧末之，纳管中，以吹目中。

治热病后眼暗失明方　以羊胆敷之，旦暮各一。

治风眼烂眦方

竹叶　黄连各一两　柏白皮一两半

上三味㕮咀，以水二升煮取五合，稍用滴目两眦，日三四度。

治胎赤眼方　取槐木枝如马鞭大，长二尺齐头，油麻一匙，

置铜钵中，且使童子以木研之，至瞑止，夜卧时洗目敷眦，日三，良。

治目烂赤方　取三指撮盐，置古文钱上，重重火烧赤，投少醋中，足淹钱，以绵沾汁，注目眦中。

治目中风冷泪出，眦赤痒，**乳汁煎方**

黄连十八铢　蕤仁半两　干姜一两

上三味㕮咀，以人乳汁一升浸药一宿，明旦以微火煎取二合，绵绞去滓，取如黍米许，纳目眦头，日再。张文仲方　三味等分。

治目中风肿痛，除热揉眼方　白矾三两，烧令汁尽，以枣膏和如弹丸，揉眼上下食顷，日三，止。

洗眼汤　治目赤痛方。

甘竹叶二七枚　乌梅三枚　古钱三枚

上三味以水二升渍药半日，东向灶煮二沸，三上三下，得二合，临欲眠，注目眦。

治目卒肿方　以醋浆水作盐汤洗之，日四五度。

治目卒痒痛方　削干姜令圆滑，纳眦中，有汁，拭却，姜复纳之，味尽易之。

五脏客热，上冲眼内，外受风，令目痛不明方

地肤子　瓜子仁　青葙子　蒺藜子　益母草子　蓝子　菟丝子　蕤仁《千金翼》作车前子各二合　柏子仁一合半　决明子五合　细辛一两六铢　桂心一两十八铢　大黄二两　黄连一两半　萤火六铢

上十五味末之，蜜丸，每服如梧子三十丸，食后服，日三。《千金翼》无柏子仁。

治目赤痛方

雄黄一铢　细辛　黄连　干姜各二铢

上四味合治如粉，以绵裹钗股，唾濡头注药末，内大眦头，急闭目，目中泪出，须臾止，勿将手近，勿将帛裛，勿洗之。

又方　雄黄　干姜　黄连　白矾各六铢

上四味合治并如前方。一方加细辛六铢。

治眼赤暗方

杏仁杏未熟时取仁捣汁一合　古青钱三枚　大青盐一两六铢

上三味合纳埳器中，封头勿泄气，百日后出，着目四眦头，日二三，避风冷。

治眼暗赤冷泪方

蕤仁　波斯盐

上二味等分，治下筛，以驴生脂和，每夜敷目四角以一粟大，密室中将息一月日，瘥。忌五辛。失明者三十日敷之。

治目痛及泪出不止方　削附子作蚕屎大，纳目中，卧良。

治目不明泪出方　以乌鸡胆临卧敷之。

治雀盲方

地肤子五两　决明子一升

上二味末之，以米饮汁和丸，食后服二十丸至三十丸，日二，尽即更合，瘥止。

治雀目术　令雀盲人至黄昏时看雀宿处，打令惊起，雀飞乃咒曰：紫公紫公，我还汝盲，汝还我明。如此日日暝三过作之，眼即明，曾试有验。《肘后》云：《删繁》载支太医法。

治肝气虚寒，眼青䀮䀮不见物，**朱砂散方**

朱砂一两，研　蜂蜜二合　鲤鱼胆一枚　鲤鱼脑一枚

上四味和合，微火煎两沸，绵裹纳目中，当汁出，药歇更为之。

治目䀮䀮无所见方　青羊肝一具，细切，以水一斗纳铜器中煮，以曲饼覆上，上钻两孔如人眼，正以目向就熏目，不过，再熏之即瘥。《千金翼》治眼暮无所见，不用曲饼。

治眼暗方　以铜器盛大醋三四升，煎七八日，覆器湿地，取铜青一合，以三月杏白仁一升取汁，和铜青敷之，日不过三四度，大良。

又方　古钱七枚　铜青　干姜　石盐　胡粉各中枣大　黄连三铢　乌头枣核大　蕤仁一百十枚　菥蓂子枣大　细辛五铢　醋二合　清酒五合　楸叶一把，取汁

上十三味治下筛，合煎，取三分去一，盛瓷器中，若燥，取人乳和敷目，慎风冷。

又方　每朝含黄蘗一爪甲许使津，置掌中拭目，讫，以水洗之，至百日眼明。此法乃可终生行之，永除眼疾，神良。

又方　柴胡六铢　决明子十八铢

上二味治下筛，人乳汁和敷目，可夜书见五色。

治眼暗方　七月七日生苦瓠中白，绞取汁一合，以醋一升、古文钱七枚浸之，微火煎之减半，以米许大纳眦中。

治眼漠漠无所见方

蕤仁　秦皮　黄连各十八铢　萤火七枚　决明子一合

上五味㕮咀，以水八合微火煎取三合，冷，以绵注洗目，日

三度。

常服芜菁子，主轻身益气明目方　芜菁子一升，以水四升煮令汁尽出，曝干，复以水四升煮如前法，三煮三暴，治下筛，饮服方寸匕。《千金翼》云：百日身热疮出，不久自瘥。

明目，令发不落方　十月上巳日收槐子，纳新净瓮中，以盆密封口，三七日发封，洗去皮取子，从月一日服一枚，二日二枚，日别加，计十日服五十五枚，一月日服一百六十五枚，一年服一千九百八十枚，小月减六十枚。此药主补脑，早服之，发不白，好颜色，长生益寿。先病冷人勿服之。《肘后》云：扁鹊方。

又方　牛胆中渍槐子，阴干百日，食后吞一枚，十日身轻，三十日白发再黑，至百日通神。

治目中眯不出方　以蚕砂一粒吞之，即出。

治稻麦芒等入目中方　取生蛴螬，以新布覆目上，持蛴螬从布上摩之，芒出着布，良。

治砂石草木入目不出方　以鸡肝注之。

又方　以书中白鱼和乳汁，注目中。

治目中眯法　旦起对门户跪拜云：户门狭小，不足宿客。乃便瘥。

治目为物所伤触青黑方　煮羊肉令热，熨，勿令过热，猪肝亦得。

治目痛不得睡方　暮炙新青布，熨，并蒸大豆，袋盛枕之，夜恒令热。

目中赤痛，从纳眦始，取之阴跷。

目中痛不能视　上星主之，先取譩譆，后取天牖、风池。

青盲，远视不明　承光主之。

目瞑远视䀮䀮　目窗主之。

目䀮䀮赤痛　天柱主之。

目眩无所见，偏头痛引目外眦而急，颔厌主之。

目远视不明，恶风目泪出，憎寒头痛，目眩瞢，内眦赤痛，远视䀮䀮无见，眦痒痛，淫肤白瞖　精明主之。

青盲无所见，远视䀮䀮，目中淫肤，白幕覆瞳子，巨窌主之。

目不明，泪出，目眩瞢，瞳子痒，远视䀮䀮，昏夜无见，目瞤动，与项口参相引，㖞僻，口不能言　刺承泣。

目痛僻戾，目不明　四白主之。

目赤，目黄　权窌主之。

䁾目　水沟主之。

目痛不明　龂交主之。

目瞑，身汗出　承浆主之。

青盲，瞶目恶风寒　上关主之。

青盲　商阳主之。

瞶目䀮䀮，偏历主之。

眼痛，下廉主之。

瞶目䀮䀮少气，灸五里，右取左，左取右。

目中白翳　前谷主之。

目痛泣出，甚者如脱　前谷主之。

白幕覆珠子，无所见　解溪主之。

眼暗　灸大椎下数节第十当脊中，安灸二百壮，惟多为佳，至验。

肝劳，邪气眼赤　灸当容百壮，两边各尔。穴在眼小眦近后当耳前，三阳三阴之会处，以两手按之，有上下横脉则是，与耳门相对是也。

眼急痛，不可远视　灸当瞳子上入发际一寸，随年壮，穴名当阳。

风翳，患右目　灸右手中指本节头骨上五壮，如小麦大，左手亦如之。

风痒赤痛　灸人中近鼻柱二壮，仰卧灸之。

目卒生翳　灸大指节横纹三壮，在左灸右，在右灸左，良。

鼻病第二

论一首　方五十五首　灸法六首

治鼻塞，脑冷，清涕出方

通草　辛夷各半两　细辛　甘遂一作甘草　桂心　芎䓖　附子各一两

上七味末之，蜜丸，绵裹纳鼻中，密封塞勿令气泄，丸如火麻仁，稍加微觉小痛，捣姜为丸即愈。用白狗胆汁和之，更佳。

治鼻塞，常有清涕出方

细辛　蜀椒　干姜　芎䓖　吴茱萸　附子各十八铢　桂心一两　皂荚屑半两　猪膏一升

上九味㕮咀，以绵裹，苦酒渍一宿，取猪膏煎，以附子色黄为度，去滓，绵裹纳鼻孔中，并摩鼻上。

涕出不止　灸鼻两孔与柱齐七壮。

治鼻塞窒香膏方

白芷　芎䓖　通草各十八铢　当归　细辛　莽草《小品》并《翼》作薰草　辛夷各三十铢

上七味㕮咀，以苦酒渍一宿，以不中水猪肪一升煎三上三下，以白芷色黄膏成，去滓，绵沾如枣核大，纳鼻中，日三。《小品》加桂心十八铢。

治鼻不利，香膏方

当归　薰草《古今录验》用木香　通草　细辛　蕤仁各十八铢　芎䓖　白芷各半两　羊髓四两，猪脂亦得

上八味㕮咀，以微火合煎三上三下，白芷色黄膏成，去滓，取如赤小豆大，纳鼻中，日二。先患热后鼻中生赤烂疮者，以黄芩、栀子代当归、细辛。

治鼻窒，气息不通方

小蓟一把，㕮咀，以水三升煮取一升，分二服。

又方　瓜蒂末少许吹鼻中，亦可绵裹塞鼻中。

又方　槐叶五升　葱白切，一升　豉一合

上三味，以水五升煮取三升，分温三服。

治鼻塞，多年不闻香臭，清水出不止方　取当道车辗过蒺藜一把，捣，以水三升煎取熟，先仰卧，使人满口含取一合汁灌鼻中，使入不过再度，大嚏必出一两个息肉，似赤蛹。一方有黄连等分同煎。

治鼻齆方

通草　细辛　附子

上三味各等分末之，以蜜和，绵裹少许，纳鼻中。

又方　甘遂　通草　细辛　附子等分

上四味末之，以白雄犬胆和为丸，如枣核大，绵裹纳鼻中，辛热涕出四五升，瘥。亦治息肉。

又方　炙皂荚末之如赤小豆，以竹管吹鼻中。

又方　干姜末蜜和，塞鼻中，吹亦佳。

又方　铁锁磨石取末，以猪脂和，绵裹纳之，经日，肉出瘥。

又方　以马新屎汁，仰头含满口，灌鼻中。

又方　伏面临床前，以新汲冷水淋玉枕上，后以瓜蒂末绵裹塞之。

治齆鼻有息肉，不闻香臭方

瓜丁　细辛

上二味各等分末之，以绵裹如豆大许，塞鼻中，须臾即通。

治鼻中息肉，不通利，**通草散方**

通草半两　白矾一两　朱砂一两

上三味末之，捻绵如枣核，取药如赤小豆着绵头，纳鼻中，日三易之。一方有桂心、细辛各一两，同前捣末和使之。

治齆鼻，鼻中息肉，不得息方

白矾六铢　藜芦六铢　瓜蒂二七枚　附子十一铢

上四味各捣筛，合和，以小竹管吹药如赤小豆许于鼻孔中，以棉絮塞鼻中，日再，以愈为度。《古今录验》葶苈半两

治鼻中息肉方　炙猬皮末，绵裹塞之三日。

又方　细筛釜底墨，水服之三五日。

治鼻中息肉，不闻香臭方　烧白矾末，以面脂和，绵裹着鼻中，数日息肉随药消落。

又方　末瓜丁如赤小豆许，吹入鼻中必消，如此三数度。

又方　细辛　釜底墨

上二味末之，水和，服方寸匕。

又方　绵裹瓜蒂末塞鼻中。

治鼻中息肉梁起，**羊肺散方**

羊肺一具干之　白术四两　肉苁蓉　通草　干姜　芎䓖各二两

上六味末之，食后以米饮服五分匕，加至方寸匕。

又方　通草十三铢　朱砂六铢　白矾　细辛各一两

上四味末之，捻绵如枣核，沾散如赤小豆，并绵纳鼻中，日再三。

鼻中息肉，灸上星三百壮，穴在直鼻入发际一寸。

又　灸侠上星两旁相去三寸，各一百壮。

治鼻中生疮方　烧祀灶饭末，以敷鼻中。

又方　烧故马绊末，敷鼻中。

又方　偷孝子帽以拭之。

又方　乌牛耳垢敷之。

又方　以牛鼻津敷之。

又方　捣杏仁乳敷之。亦烧核，压取油敷之。

又方　烧牛狗骨灰，以腊月猪脂和敷之。

治疳虫蚀鼻生疮方　烧铜箸头，以醋淬之数过，取醋敷之。又以人屎灰涂之瘥。

治鼻痛方　常以油涂鼻内外，酥亦得。

治卒食物从鼻中缩入脑中，介介痛不出方　牛脂若羊脂如指头大，纳鼻中，以鼻吸取脂，须臾脂消，则物逐脂俱出也。

论曰：鼻头微白者，亡血。设令微赤，非时者死。病人色白者，皆亡血也。凡时行衄，不宜断之，如一二升以上，恐多者可断，即以龙骨末吹之。九窍出血者，皆用吹之。

治大便出血，及口鼻皆出血，血上胸心气急，此是劳热所致方

生地黄八两　蒲黄一升　地骨皮五两　黄芩　芍药　生竹茹各三两

上六味㕮咀，以水八升煮取二升七合，分温三服。

凡吐血、衄血、溺血，皆脏气虚，膈气伤，或起惊悸，治之方：

生竹茹一升　芍药二两　芎䓖　当归　桂心　甘草各一两　黄芩二两

上七味㕮咀，以水一斗煮竹茹，减三升下药，煎取二升，分三服。

治衄血方

伏龙肝二枚，如鸡子大　生地黄六两　芎䓖一两　桂心三两　细辛六铢　白芷　干姜　芍药　吴茱萸　甘草各三两

上十味㕮咀，以水三升、酒七升煮取三升，分三服。

生地黄汤　主衄方。

生地黄八两　黄芩一两　阿胶二两　柏叶一把　甘草二两

上五味㕮咀，以水七升煮取三升，去滓纳胶，煎取二升半，分三服。

又方　生地黄三斤，切　阿胶二两　蒲黄六合

上三味，以水五升煮取三升，分三服。

治鼻出血不止方

干地黄　栀子　甘草等分

上三味治下筛，酒服方寸匕，日三。如鼻疼者，加豉一合；鼻有风热者，以葱涕和服如梧子五丸。

治鼻衄方　地黄汁五合，煮取四合，空腹服之，忌酒、炙肉。且服粳米饮。

又方　饮小蓟汁。

又方　以冷水净漱口，含水以芦管吹二孔中，即止。

又方　取血余炭五两，烧作灰，以管吹鼻中枣核大。不止，益吹之，以血断止。并水服方寸匕，日三，甚者夜二。已困不识人者，服亦佳。

又方　取人屎尖烧灰，水服，并吹少许鼻中，止。

又方　五月五日取人屎烧作灰，冷水服五分匕。

又方　以胶帖鼻头上至顶及发际三寸，止。

又方　新马屎汁灌鼻中，及饮之。

又方　以湿布薄胸上。

又方　淳醋和土，涂阴囊上，干，易之。

又方　韭根、葱根取汁，悬头着一枣大纳鼻中，少时更着，两三度瘥。葱白捣汁亦得。

治鼻出血不止方　捣楮叶汁，饮三升，大良。

又方　张弓令弦向上，病儿仰卧，枕弦，放四体如常卧法。衄时痒痒，便灸足大指节横理三毛中十壮，剧者百壮。衄不止，灸之。并治阴卵肿。

又　灸风府一穴四壮，不止，又灸。

又　灸涌泉二穴各百壮。

口病第三

香附论一首　方五十九首　灸法二首

论曰：凡患口疮及齿，禁油、面、酒、酱、酸、醋、咸、腻、干枣，瘥后仍慎之。若不久慎，寻手再发，发即难瘥。蔷薇根、角蒿为口疮之神药，人不知之。

凡口中面上息肉转大，以刀决溃去脓血，即愈。

治口中疮久不瘥，入胸中并生疮三年以上不瘥者方　浓煎蔷薇根汁，含之，又稍稍咽之，日三夜一。冬用根，夏用茎叶。

又方　角蒿灰敷之，一宿知，二宿瘥。有汁吐之，不得咽也。

治口疮不歇方

牛膝　生蘘荷根各三两　黄蘗一两

上三味㕮咀，以绵裹，酒三升渍一宿，微火煎一两沸，细细含之。

治膀胱热不已，口舌生疮，咽肿，**升麻煎方**

升麻　玄参　蔷薇根白皮　射干各四两　大青　黄蘗各三两　蜜七合

上七味㕮咀，以水七升煮取一升五合，去滓，下蜜更煎两沸，细细含咽之。

治口数生疮，连年不瘥方

蔷薇根　黄芩　当归　桔梗　黄芪　白蔹　鼠李根皮　大黄　芍药　续断　黄蘗　葛根各一两

上十二味末之，以酒服方寸匕，日二服，亦可浆水服之。

治胃中客热，唇口干燥生疮方

茯苓　黄芩　甘草　大黄　蔷薇根各三十铢　枳实　杏仁　黄连各二两　桂心半两　瓜蒌根十八铢

上十味末之，食前浆水服方寸匕，日二。

治口热生疮方

升麻三十铢　黄连十八铢，《古今录验》用黄蘗

上二味末之，绵裹含，咽汁，亦可去之。

治口疮方

蔷薇根皮四两　黄蘗三两　升麻三两　生地黄五两

上四味㕮咀，以水七升煮取三升，去滓，含之，瘥止。含极吐却更含。

治口中疮烂，痛不得食方

杏仁二十枚　甘草一寸　黄连六铢

上三味末之，合和，绵裹杏仁大，含之勿咽，日三夜一。

治口中疮，身体有热气痱瘰，**蔷薇丸方**

蔷薇根　黄芩　鼠李根　当归　葛根　白蔹　石龙芮《千金翼》作黄连　黄蘗　芍药　续断　黄芪各一两　瓜蒌根二两

上十二味末之，蜜和服如梧子十丸，日三服。

治口吻疮方　以楸白皮及湿帖之，三四度瘥。

又方　取经年葵根，欲腐者弥佳，烧作灰，及热敷之。

又方　以新炊饭了甑，及热以唇口向甑唇上熨之，二七下，三两上，瘥止。

又方　栀子　甘草各十八铢　细辛三十铢　桂心十二铢　芎䓖一两

上五味末之，蜜丸，食后服七丸，日再服，瘥止。

又方　芎䓖　白芷　陈皮　桂心　枣肉各一两半

上五味末之，以蜜和为丸，食后服十五丸，又含之，以瘥为度。此方甚验。

治口肥疮方　熬灶上饭令焦，末，敷之。

治燕吻疮方　白杨枯枝，铁上烧，取湁及热敷之。

又方　以木履尾，纳煻灰中令热，取柱两吻，各二七遍。

治口旁恶疮方

血余炭灰　故絮灰　黄连末　干姜末

上四味等分，合和为散，以粉疮上，不过三遍。

治口中疮，咽喉塞不利，**口燥膏方**

猪膏　蜂蜜各一斤　黄连一两

上三味合煎，去滓，搅令相得，含如半枣，日四五夜二。

治热病，口烂，咽喉生疮，水浆不得入，膏方

当归　射干　升麻各一两　附子半两　蜂蜜四两

上五味㕮咀，以猪脂四两先煎之令成膏，下着地勿令大热，纳诸药，微火煎令附子色黄药成，绞去滓，纳蜜复上火一两沸，令相得，置器中令凝，取如杏仁大含之，日四五遍，辄咽之。

治失欠颊车蹉，开张不合方　一人以手指牵其颐，以渐推之，则复入矣，推当疾出指，恐误啮伤人指也。

治失欠颊车蹉方　消蜡和水敷之。

失欠颊车蹉　灸背第五椎，一日二七壮。满三日未瘥，灸气冲二百壮。胸前喉下甲骨中是，亦名气堂。

又　灸足内踝上三寸宛宛中，或三寸五分百壮，三报，此三阴交穴也。

治卒口噤不开方　以附子捣末，纳管中，强开口，吹口中。

治口中热干，**甘草丸方**

甘草　人参　半夏　生姜　乌梅肉各二两半　枣膏二两半

上六味末之，蜜丸如弹子大，旋含咽汁，日三。

治口干方　羊脂若猪脂鸡子大，擘之，纳半升醋中渍一宿，绞取汁，含之。

治口干除热下气方

石膏五合，碎　蜜二升

上二味，以水三升煮石膏，取二升，纳蜜煮取二升，去滓，含如枣核大，咽汁尽，更含之。

治虚劳口干方

麦冬二两，末　大枣三十枚肉

上二味，以蜜一升和令熟，五升米下蒸之，任性服。

又方　羊脂如鸡子大，淳酒半升，枣七枚擘，合渍七日，取枣食之，愈。

又方　酸枣一升　酸石榴子五合　葛根三两　麦冬四两　覆盆子三合　乌梅五合　甘草　瓜蒌实各三两

上八味末之，以蜜丸，含如枣大，以润为度。

五香丸　治口及身臭，令香，止烦散气方。

豆蔻　丁香　藿香　零陵香　青木香　白芷　桂心各一两　香附子二两　甘松香　当归各半两　槟榔二枚

上十一味末之，蜜和丸，常含一丸如大豆，咽汁，日三夜一，亦可常含咽汁。五日口香，十日体香，二七日衣被香，三七日下风人闻香，四七日洗手水落地香，五七日把他手亦香。慎五辛。下气去臭。

治口气臭秽，常服**含香丸方**

丁香半两　甘草三两　细辛　桂心各一两半　芎䓖一两

上五味末之，蜜和，临卧时服二丸，如弹子大。

又方　常以月旦日未出时，从东壁取步，七步回面垣立，含水潠壁七遍，口即美香。

又方　桂心　甘草　细辛　陈皮

上四味等分，治下筛，以酒服一钱匕，瘥止。

又方　芎䓖　白芷　陈皮　桂心各四两　枣肉八两

上五味末之，次纳枣肉，干则加蜜，和丸如大豆，服十丸，食前食后常含之，或吞之，七日大香。

治口中臭方

桂心《古今录》用细辛　甘草各等分

上二味末之，临卧以三指撮酒服，二十日香。

又方　细辛、豆蔻，含之甚良。

又方　蜀椒　桂心各等分

上二味末之，酒服三指撮。

主口香去臭方

甘草三十铢　芎䓖二十四铢　白芷十八铢

上三味治下筛，以酒服方寸匕，日三服，三十日口香。

又方　松根白皮　瓜子仁　大枣

上三味治下筛，以酒服方寸匕，日二,一百日衣被香。

又方　瓜子仁　芎䓖　藁本　当归　杜衡各六铢　细辛半两　防风二两

上七味治下筛，食后饮服方寸匕，日三服。五日口香，十日身香，二十日肉香，三十日衣被香，五十日远闻香。一方加白芷十八铢。

又方　陈皮二十铢　桂心十八铢　木兰皮一两　大枣二十枚

上四味治下筛，酒服方寸匕，日三。久服身香。亦可以枣肉丸之，服二十丸如梧子大，稍加至三十丸。一方有川芎十八铢。

又方　浓煮细辛汁，含之，久乃吐之。

又方　井花水三升漱口，吐厕中，良。

又方　香薷一把，水一斗煎取三升，稍稍含之。

又方　甜瓜子作末，蜜和，每日空心洗漱讫，含一丸如枣核大，亦敷齿。

又方　熬大豆令焦，及热醋沃取汁，含之。

治七孔臭气，皆令香方

沉香五两　藁本三两　白瓜瓣半升　丁香五合　甘草　当归　芎䓖　麝香各二两

上八味末之，蜜丸，食后服如赤小豆大五丸，日三，久服令举身皆香。

治身体臭，令香方

白芷　甘子皮各一两半　瓜子仁二两　藁本　当归　细辛　桂

心各一两

上七味治下筛，酒服方寸匕，日三，五日口香，三七日身香。

又方　甘草　松根皮　甜瓜子　大枣

上四味各等分，治下筛，食后服方寸匕，日三。七日知，一百日大香。

熏衣香方

鸡骨煎香　零陵香　丁香　青桂皮　青木香　枫香　郁金香各三两　熏陆香　甲香　苏合香　甘松香各二两　沉香五两　雀头香　藿香　檀香　安息香　艾纳香各一两　麝香半两

上十八味末之，蜜二升半，煮肥枣四十枚令烂熟，以手痛搦令烂如粥，以生布绞去滓，用和香，干湿如捺麨，捣五百杵，成丸，密封七日乃用之，以微火烧之，以盆水纳笼下，以杀火气，不尔必有焦气也。

又方　沉香　煎香各五两　雀头香　藿香　丁香各一两

上五味治下筛，纳麝香末半两，以粗罗之，临熏衣时，蜜和用。

又方　兜娄婆香　熏陆香　沉香　檀香　煎香　甘松香　零陵香　藿香各一两　丁香十八铢　苜蓿香二两　枣肉八两

上十一味粗下，合枣肉总捣，量加蜜，和用之。

湿香方

沉香二斤七两九铢　甘松　檀香　雀头香一作藿香　甲香　丁香　零陵香　鸡骨煎香各三两九铢　麝香二两九铢　熏陆香三两六铢

上十味末之，欲用以蜜和，预和歇不中用。

又方　沉香三两　零陵香　煎香　麝香各一两半　甲香三铢　熏

陆香　甘松香各六铢　檀香三铢　藿香　丁香各半两

上十味粗筛，蜜和，用熏衣瓶盛，埋之久窨佳。

百和香　通道俗用者方。

沉香五两　甲香　丁香　鸡骨香　兜娄婆香各二两　熏陆香　檀香　熟捷香　炭末各二两　零陵香　藿香　青桂皮　白渐香柴也　青木香　甘松香各一两　雀头香　苏合香　安息香　麝香　燕香各半两

上二十味末之，酒漉令软，再宿酒气歇，以蜂蜜和，纳瓷器中，蜡纸封勿令泄，冬月开取用，大佳。

裛衣香方

零陵香　藿香各四两　甘松香　茅香各三两　丁香一两　苜蓿香二两

上六味各捣，加泽兰叶四两，粗下用之，极美。

又方　零陵香二两　藿香　甘松香　苜蓿香　檀香　沉香　煎香各一两

上七味合捣，加麝香半两，粗筛，用如前法。

又方　藿香四两　丁香七枚　甘松香　麝香　沉香　煎香

上六味粗筛，和为干香以裛衣，大佳。

舌病第四

方十一首

舌主心脏，热即应舌，生疮裂破，引唇揭赤，**升麻煎泄热方**

蜀升麻　射干各三两　柏叶切，一升　大青二两　苦竹叶切，五合　赤蜜八合　生芦根　蔷薇根白皮各五两　生玄参汁三合　地黄汁五合

上十味㕮咀，以水四升煮取一升，去滓，下玄参汁令两沸，次下地黄汁两沸，次下蜜煎取一升七合，绵惹取汁，安舌上含，细细咽之。

舌上疮，不得食，舌本强，颈两边痛，此是心虚热所致，治之方

柴胡　升麻　芍药　栀子仁　通草各二两　黄芩　大青　杏仁各一两半　生姜　石膏各四两

上十味㕮咀，以水一斗九升煮取三升半，分四服，日三夜一，滓可重煎服之。

治舌卒肿，满口溢出如吹猪胞，气息不得通，须臾不治杀人方　急以指刮破舌两边，去汁即愈；亦可以铍刀决两边破之，以疮膏敷之。

又方　刺舌下两边大脉血出，勿使刺着舌下中央脉，出血

不止杀人。不愈，血出数升，则烧铁篦令赤，熨疮数过，以绝血也。

又方　半夏十二枚，洗熟，以醋一升煮取八合，稍稍含嗽之，吐出。加生姜一两佳。

治舌肿强满口方　满口含糖醋少许时，热通即止。

治舌肿起如猪胞方　釜下墨末，以醋厚敷舌上下，脱去更敷，须臾即消，若先决出血汁竟，敷之弥佳。凡此患，人皆不识，或错治益困，杀人甚急。但看其舌下自有噤虫形状，或如蝼蛄，或如卧蚕子，细看之有头尾，其头少白，烧铁钉烙头上使熟，即自消。

治舌胀满口不得语方

䗪虫三十枚　盐一升

上二味，以水三升煮三沸，含之，稍稍咽之，日三。

治舌强不得语方

白矾　桂心

上二味等分，末之，安舌下，立瘥。

舌上黑，有数孔大如箸，出血如涌泉，此心脏病，治之方

大青盐　黄芩一作葵子　黄蘖　大黄各五两　人参　桂心　甘草各二两

上七味末之，蜜和，以饮服十丸如梧子，日三。亦烧铁烙之。

治舌上出血如泉方　烧铁篦熟烁孔中，良。

唇病第五

甲煎附　甲煎法二首　方二十首　灸法二首

润脾膏　治脾热，唇焦枯无润方。

生地黄汁一升　生麦冬四两　生天门冬切，一升　葳蕤四两　细辛　甘草　芎䓖　白术各二两　黄芪　升麻各三两　猪膏三升

上十一味㕮咀，诸药苦酒淹一宿，绵裹药，临煎下生地黄汁与猪膏，共煎取膏鸣水气尽，去滓，取细细含之。

甲煎唇脂　治唇裂口臭方。

先以麻捣泥，泥两口好瓷瓶，容一斗以上，各厚半寸，曝令干。

甘松香五两　艾纳香　苜蓿香　茅香各一两　藿香三两　零陵香四两

上六味，先以酒一升，水五升相和作汤，洗香令净，切之。又以酒水各一升浸一宿，明旦纳于一斗五升乌麻油中，微火煎之三上三下，去滓，纳上件一口瓶中，令少许不满，然后取：

上色沉香三斤　雀头香三两　苏合香三两　枫香脂五两　檀香五两　丁香一两　麝香一两　甲香一两

上八味，先酒水相和作汤，洗香令净，各各别捣碎，不用绝

细，以蜜二升、酒一升和香，纳上件瓷瓶中令实满，以绵裹瓶口，又以竹篾交横约之，勿令香出。先掘地埋上件油瓶，令口与地平，以香瓶合覆油瓶上，令两口相当，以麻捣泥，泥两瓶口际令牢密，可厚半寸许，用糠壅瓶上，厚五寸，烧之，火欲尽即加糠，三日三夜勿令火绝，计糠十二石讫，停三日令冷，出之。别炼蜡八斤，煮数沸，纳紫草十二两，煎之数十沸，取一茎紫草向爪甲上研，看紫草骨白，出之。又以绵滤过，与前煎相和令调，乃纳朱砂粉六两，搅令相得，少冷未凝之间倾竹筒中，纸裹筒上，麻缠之，待凝冷解之，任意用之。计此可得五十挺。

甲煎口脂，治唇白无血色及口臭方。

烧香泽法

沉香　甲香　丁香　麝香　檀香　苏合香　熏陆香　零陵香　枫香脂　藿香　甘松香　泽兰

上十二味各六两，胡麻油五升，先煎油令熟，乃下白胶、藿香、甘松、泽兰，少时下火，绵滤纳瓷瓶中。余八种香捣作末，以蜜和，勿过湿，纳着一小瓷瓶中令满，以绵幂口，竹十字络之，以小瓶覆大瓶上，两口相合，密泥泥之，乃掘地埋油瓶令口与地平，乃聚干牛粪烧之七日七夜，不须急，满十二日烧之弥佳，待冷出之即成。其瓶并须熟泥匀浓一寸曝干乃可用，一方用糠火烧之。

炼蜡合甲煎法

蜡二两　紫草二两

上先炼蜡令消，乃纳紫草煮之，少时候看，以紫草于指甲上研之，紫草心白即出之，下蜡勿令凝即倾弱一合甲煎于蜡中，均搅之讫，灌筒中则勿触动之，冷凝乃取之便成好口脂也。敷口面，日三。

治紧唇方　缠白布作大灯炷如指，安斧刃上，燃炷令刃汗出，拭取敷唇上，日二三度。故青布亦佳，并治沉唇。

又方　青布灰，以酒服之，亦可脂和涂。

又方　以蛇蜕拭之，烧为灰敷之。

又方　水服蛴螬灰良。

又方　自死蝼蛄灰敷之。

又方　以火炙蜡帖唇上，瘥。

又方　炙松脂帖上，瘥。

紧唇　灸虎口，男左女右。

又　灸承浆三壮。

治沉唇方　以干蛴螬烧末和猪脂，临卧敷之。

又方　烧鳖甲及头，令烟尽，末，敷之，日三。

治唇生疮方　以头垢敷之，日三。

又方　以胡粉敷之。

治唇边生疮，连年不瘥方　以八月蓝叶十斤绞取汁，洗不过三日，瘥。

治唇生核方　猪屎平量一升，以水投绞取汁，温服之。

治唇舌忽生疮方　烧鸡屎白末，以布裹着病上，含之。

治唇黑肿痛痒不可忍方　取大钱四文于石上，以腊月猪脂磨取汁，涂之。

又方　以竹弓弹之出其恶血，瘥。

又方　烧血余炭及蜂房、六畜毛作灰，猪脂和敷之，亦治沉唇。

治冬月唇干坼血出方　捣桃仁以猪脂和敷之。

治远行唇口面皴裂方　熟煎猪脂，将行夜常敷面卧，行万里野宿不损。

www.ingramcontent.com/pod-product-compliance
Ingram Content Group UK Ltd.
Pitfield, Milton Keynes, MK11 3LW, UK
UKHW062306290726
14090UKWH00018B/912